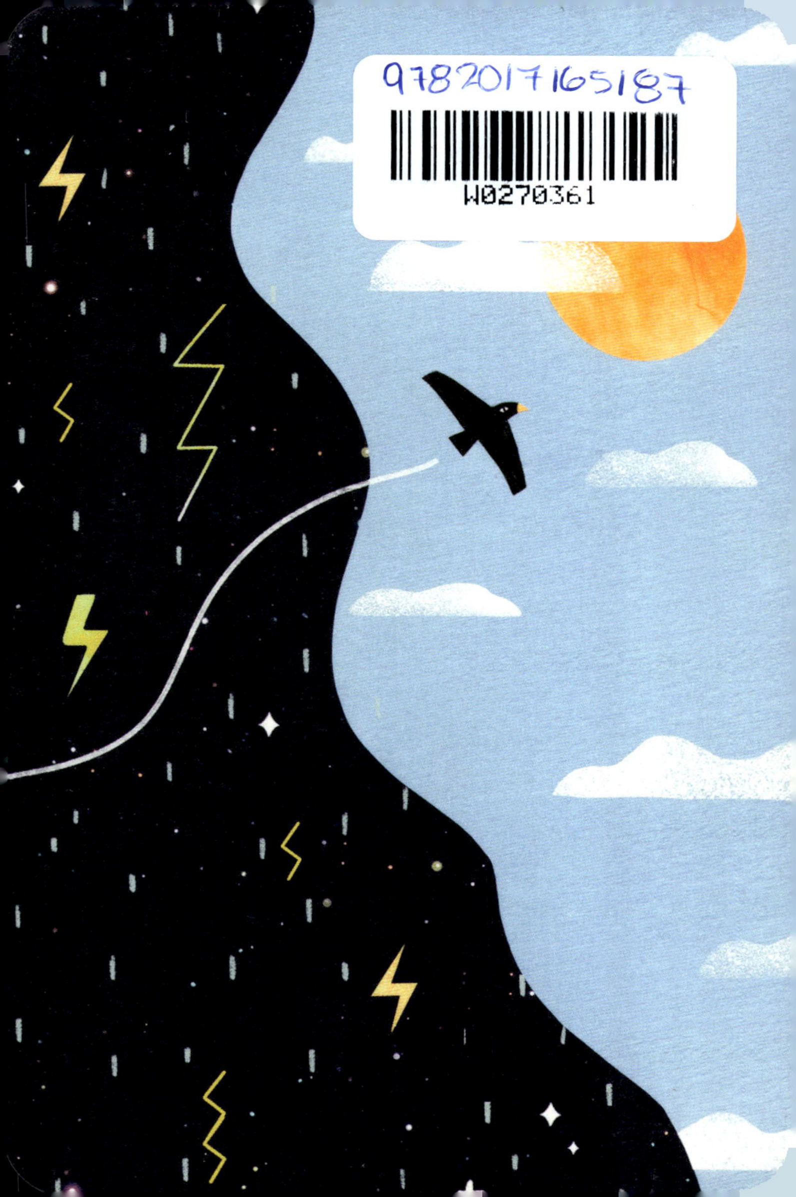

Médiation

Gestion de la douleur

Détendez vos épaules. Elles sont légèrement ouvertes pour que votre respiration puisse prendre le plus de place possible. Fermez les yeux, et reliez-vous simplement à votre souffle. Laissez venir en vous les éléments qui composent votre douleur. Si la situation qui provoque cette souffrance vous apparaît, observez-la sans la juger, ni chercher à l'analyser. Observez la façon dont votre corps réagit alors que vous dialoguez avec votre douleur.

Deux options s'offrent à vous.
1 : créer un espace intérieur vous permettant de prendre conscience de votre douleur dans sa globalité. Pour cela, vous devez visualiser vos crispations, vos maux et vos images mentales associés. Vous devez aussi adopter un souffle doux et calme, qui apaise votre corps.
2 : laisser exister cette douleur. Après tout, pour être capable de dépasser une souffrance, il faut d'abord pouvoir admettre qu'elle existe bel et bien. Alors, restez avec cette douleur un moment. Accueillez-la, nommez-la, examinez-la, sans chercher à la modifier ou à la chasser. Soyez bienveillante avec elle. Doucement, en revenant vers votre souffle, la douleur s'estompe progressivement.

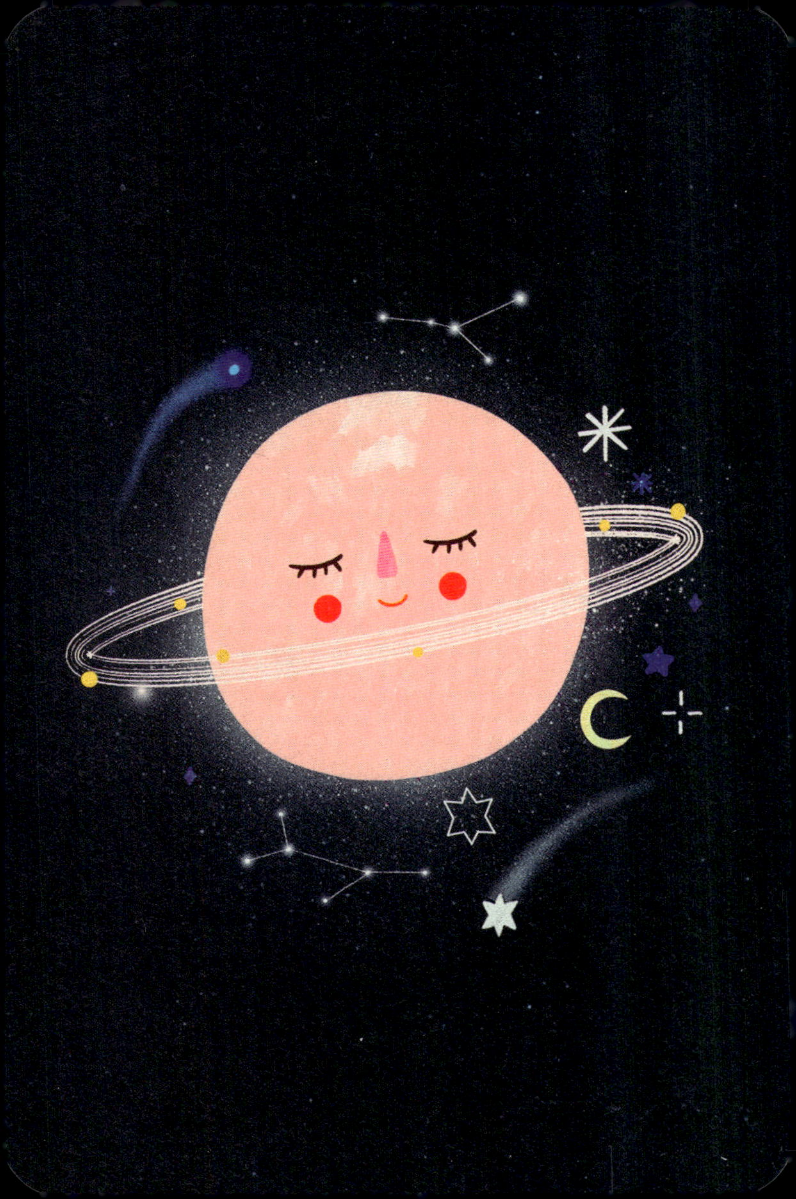

Laissez vos paupières se fermer. Baignez un instant dans la lumière du jour qu'elles capturent, puis plongez dans l'obscurité. Vous entrez dans un endroit rempli de sécurité, où vous pouvez laisser de côté tout ce qui s'est passé avant et tout ce qui se passera plus tard. Prêtez attention à votre respiration. Notez qu'à cet instant précis, ici et maintenant, de l'air rentre et sort par vos narines, remplit et vide vos poumons, descend et remonte dans votre ventre en faisant varier son volume. Sans rien contrôler, laissez votre souffle vivre sa vie et observez simplement les sensations dans votre corps.

Ce corps, laissez-le s'alourdir ; laissez-le ralentir. La lenteur est tout l'opposé de ce qu'on met en place au quotidien. Elle est pourtant primordiale. Elle est même tout aussi nécessaire que la rapidité. Alors, donnez toutes ses chances au temps qui s'écoule lentement. Laissez respirer votre corps, votre cœur et votre esprit, au rythme du repos. Ne vous questionnez pas, ne vous accrochez pas à d'autres éléments. Votre respiration reste votre principale préoccupation. Laissez-vous aller et sombrez dans un sommeil profond.

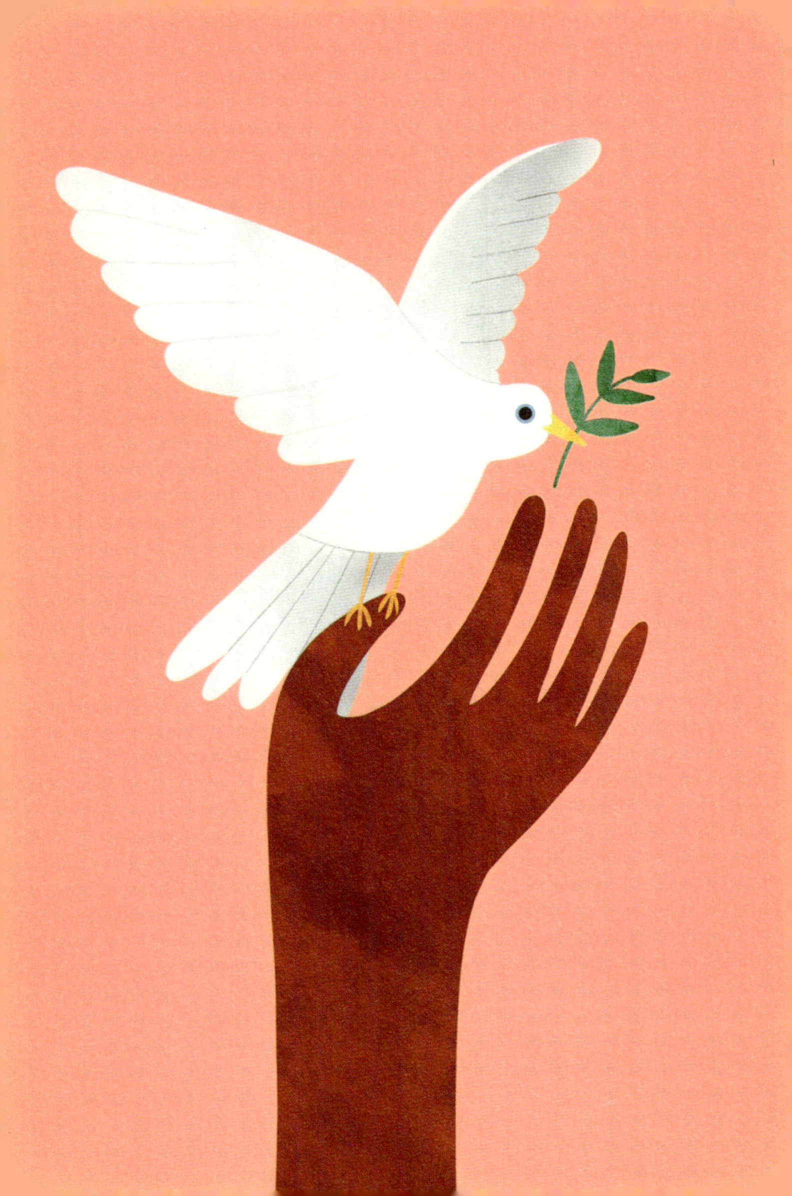

Accepter de lâcher prise

Méditation

Lâcher prise, c'est beaucoup plus que rester calme ou zen. C'est aussi accepter, pardonner, et, parfois, faire le deuil de ce à quoi l'on tient. Il arrive que ce soit en perdant quelque chose que nous trouvons ce dont nous avons réellement besoin. Malheureusement, certaines croyances nous empêchent d'accéder à toutes les richesses de notre vie et, en particulier, de notre maternité.

Parmi ces croyances, on peut citer celles-ci : « Je dois toujours réussir tout ce que j'entreprends. » ; « Les autres doivent toujours m'apprécier. » ; « Je ne dois pas échouer. » ; « Je dois réussir à tout bien faire, à être une mère irréprochable, pour mériter le respect des autres. » Pour lâcher prise, nous devons avoir confiance en la vie, nous accepter, et accepter la réalité comme elle est.

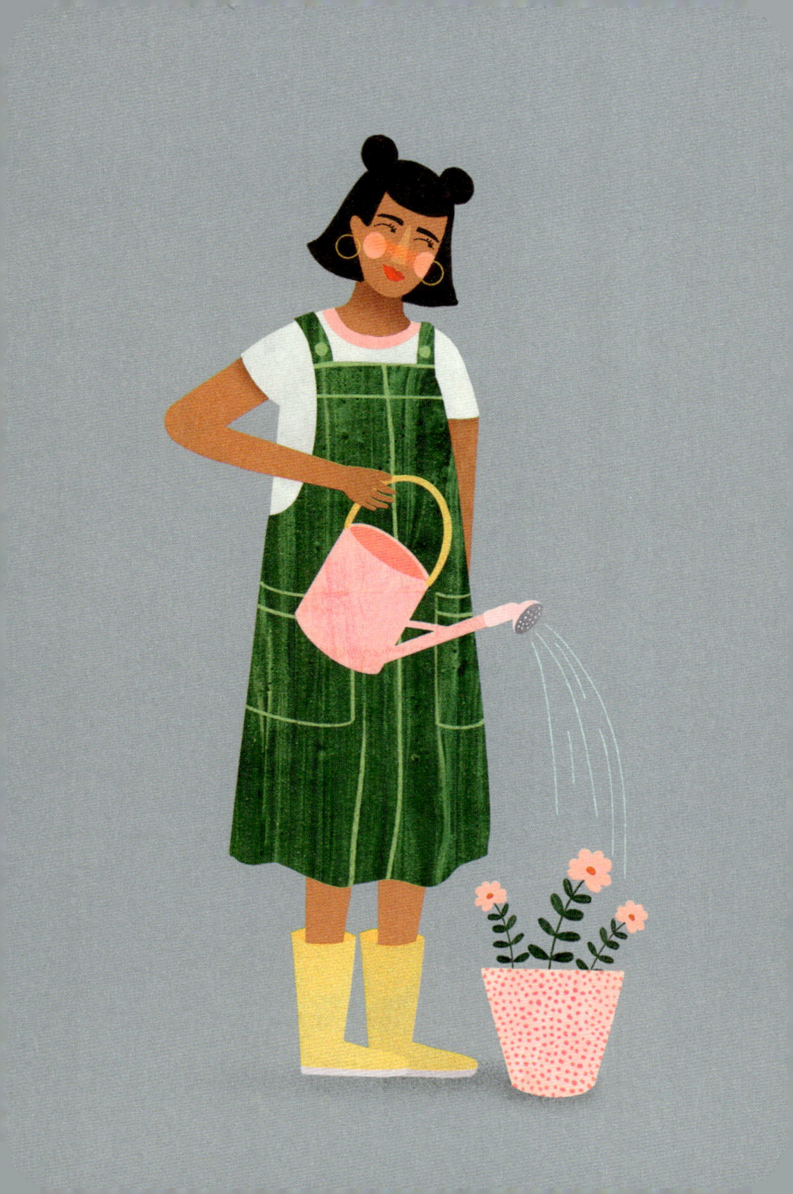

La patience

Méditation

En Chine, on raconte qu'il existe une variété de bambou tout à fait particulière. La première année qui suit le semis, il ne se passe rien du tout : aucune tige ne sort du sol. La deuxième année : toujours rien. La troisième : pas davantage. Et la quatrième... toujours rien ! Ce n'est qu'à la cinquième année que le bambou pointe enfin le bout de sa tige hors de terre. Sa croissance commence alors. Or, contrairement aux autres bambous dont la croissance annuelle est d'un mètre ou deux, celui-ci peut prendre 12 mètres en une seule année ! Comment est-ce possible ?

Durant 5 ans, alors que rien ne se produit en surface, cette variété de bambou développe des racines solides, qui s'ancrent progressivement dans les profondeurs du sol. C'est à ses racines puissantes que ce bambou doit sa croissance spectaculaire, qui fait sa force : elle le protège en effet des animaux qui se régalent des jeunes pousses de bambou à croissance lente.

En observant le fonctionnement de cette variété de bambou, on comprend que la grandeur de la réussite ne se mesure pas par la rapidité d'obtention du résultat visé, mais par le nombre de fois où vous avez essayé d'y parvenir. Ouvrez les yeux et mesurez tout ce que vous avez déjà accompli - et accomplirez encore !

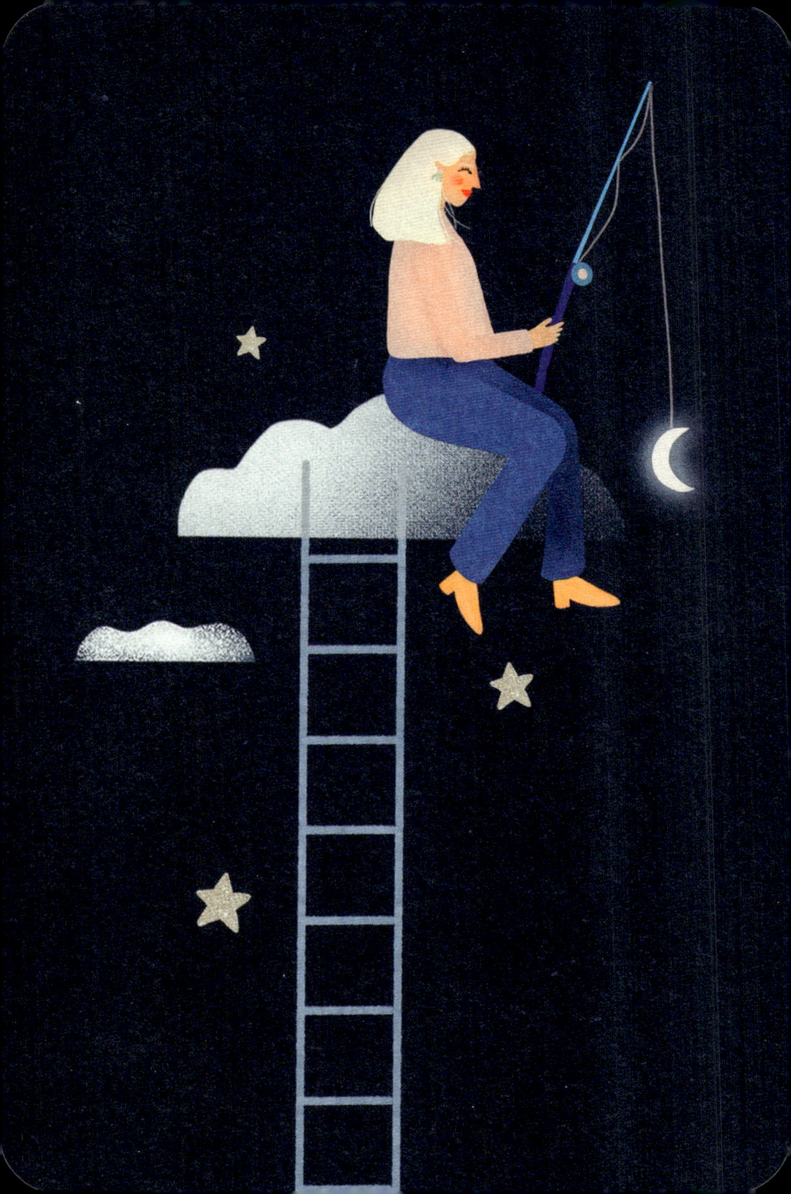

Parfois, on est malheureusement incapable de rester immobile ou d'interrompre le flux de ses pensées pour se rendormir. Pas de panique : nous allons y aller en douceur.

Portez d'abord votre attention sur votre visage. Laissez-le se détendre. Relâchez votre mâchoire, desserrez les dents et venez poser votre langue délicatement contre votre palais. Déplacez l'attention sur vos épaules : relâchez-les à leur tour. Alors qu'elles s'abaissent, sentez vos omoplates se fondre dans le matelas. L'attention se déplace ensuite sur votre bras droit. Détendez-en chaque partie, de haut en bas : l'épaule, puis le coude ; l'avant-bras, puis le poignet ; et enfin, les doigts. Procédez de la même façon pour le bras gauche. L'attention se déporte vers les muscles de votre torse : détendez-les, comme si vos côtes pouvaient reprendre tout leur espace d'origine. L'attention descend enfin au niveau de votre jambe droite : comme pour votre bras droit, relâchez-en chaque partie, de haut en bas : hanche, cuisse, genou, mollet puis pied, jusqu'aux orteils. Même chose pour la jambe gauche.

Retrouvez un souffle calme et naturel, et laissez-vous aller...

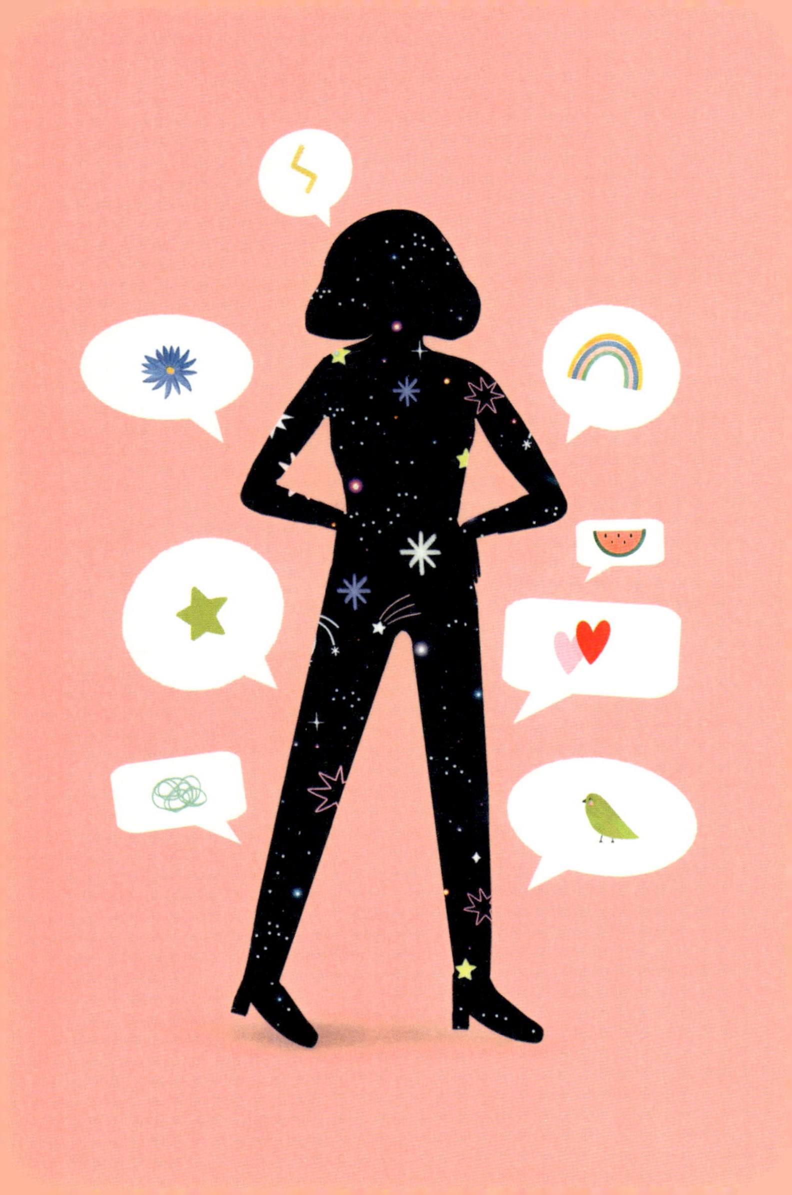

Méditation

Bavardage corporel

Trouvez de la facilité dans votre respiration. Cultivez, une petite seconde, la qualité de cette légèreté. Il se forme naturellement une sorte d'équilibre entre le calme et la tranquillité.

Notez bien comment la respiration affecte votre corps et votre posture. Sentez la chaleur de l'expiration pendant qu'elle circule dans votre corps, par l'abdomen, la poitrine, la gorge, le nez... Ressentez ensuite la fraîcheur de l'inspiration par le nez, la gorge, la poitrine, le ventre. Mettez les mains sur votre ventre, les doigts écartés, comme si vous teniez un ballon. Sentez l'expansion de la cage thoracique pendant que vous inspirez... et l'adoucissement du corps pendant que vous expirez.

Pendant que vous respirez, voyez où votre esprit vous emmène. Essayez d'éviter d'entrer dans l'analyse de vos pensées. Encore et toujours, ramenez votre attention à la respiration. Inspirez par le nez, expirez par le nez. Vous n'avez rien d'autre à faire.

Vous pouvez rester dans cet état le temps qu'il vous plaira. À la fin de l'exercice, prenez votre temps pour revenir à vous.

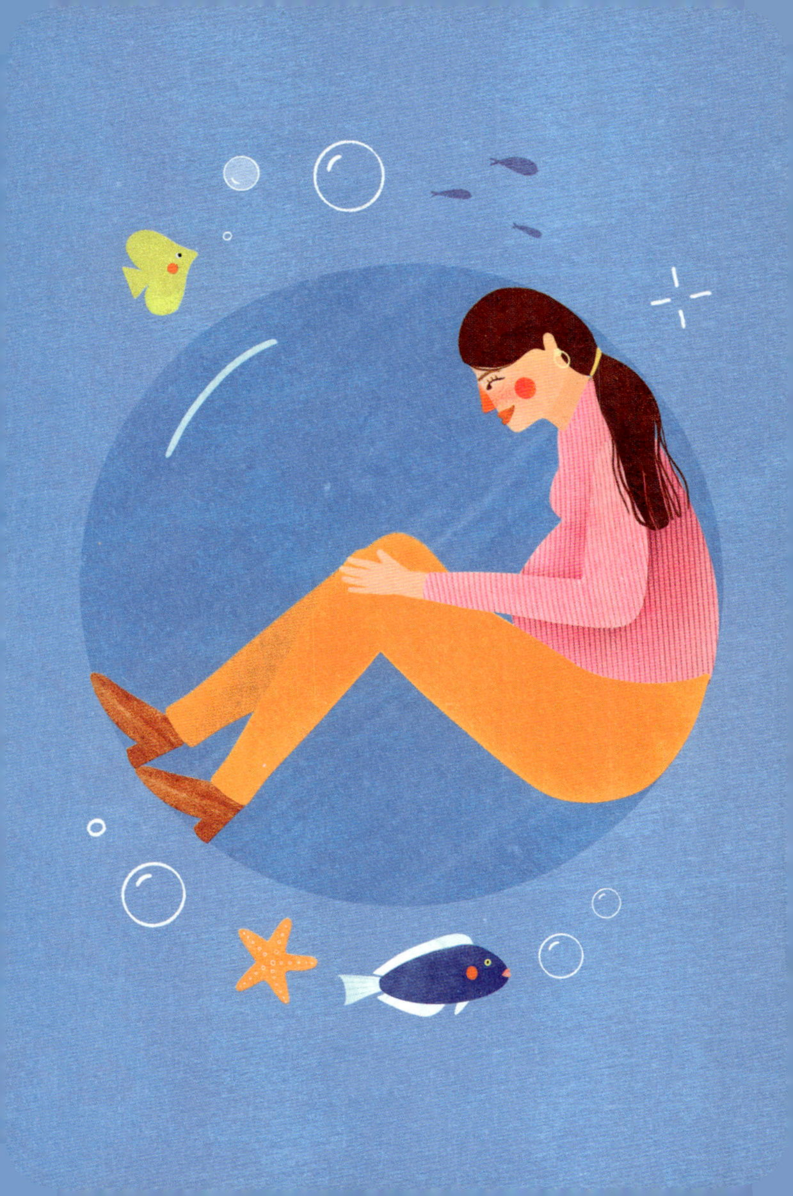

Méditation

Fermez les yeux. Vos paupières capturent la lumière du jour, qui s'attarde un instant pour vous plonger dans une bulle de calme. Malgré le bruit, les mouvements, les émotions qui se mélangent avec fracas, voyagez quelques secondes, ici et maintenant, vers vous-même.

Revenons ensemble là où tout a commencé : votre cœur qui bat, vos poumons qui respirent, vos narines qui aspirent l'air frais, votre bouche qui rejette un souffle un peu plus tiède. Prenez conscience de chaque partie de vous qui respire. Tout est harmonie. Tout est douceur. Vous vous laissez entièrement bercer par cette respiration. Vous vous faites confiance, car vous savez respirer. Ce souffle est comme une caresse, un voile qui se dépose sur vous pour vous protéger. Il vous rassure, vous tient la main - vous dit, dans un murmure, que tout va bien se passer.

Vous inspirez de la force vitale et expirez vos doutes, vos craintes, votre douleur. Sentez comme, petit à petit, vous reprenez le contrôle, tout en vous autorisant à lâcher prise. N'est-ce pas incroyable ? Ce que vous êtes en train de faire ici relève de la prouesse. Sentez votre force, votre détermination. Sentez la vie. Et, une nouvelle fois, respirez.

Harmonie

Méditation

Deux cœurs qui battent

Chaque journée est unique, et désormais, vous vivez chaque journée à deux. Vous portez la vie. La journée d'aujourd'hui, vous ne l'avez pas encore vécue : elle sera peut-être pleine de surprises. Posez-vous cette question : comment est-ce que je souhaite vivre cette journée ?

Votre vie est un terrain de jeu : vous avez l'opportunité d'en faire ce que vous voulez. Si vous pensez d'une manière différente, votre vie pourrait vous surprendre.

Respirez calmement. Sentez l'énergie circuler dans votre corps, entre vous et votre bébé. Sentez le sang qui circule dans vos veines de façon régulière et fluide. Vos poumons se gonflent et se vident paisiblement. Votre cœur bat, là, en cet instant, pour vous. Il bat aussi, celui de l'enfant que vous portez.

Vous décidez de vivre cette journée avec bonheur, joie et légèreté. Aujourd'hui est un nouveau jour : vous êtes prête à le vivre entièrement. Vous êtes pleine d'énergie, votre corps et votre esprit sont prêts. Vous débordez de motivation, d'inspiration. Vous vous sentez remplie de confiance et de sérénité. Rien ne vous effraie, car vous savez que vous êtes prête à vivre chaque expérience que cette journée vous réserve.

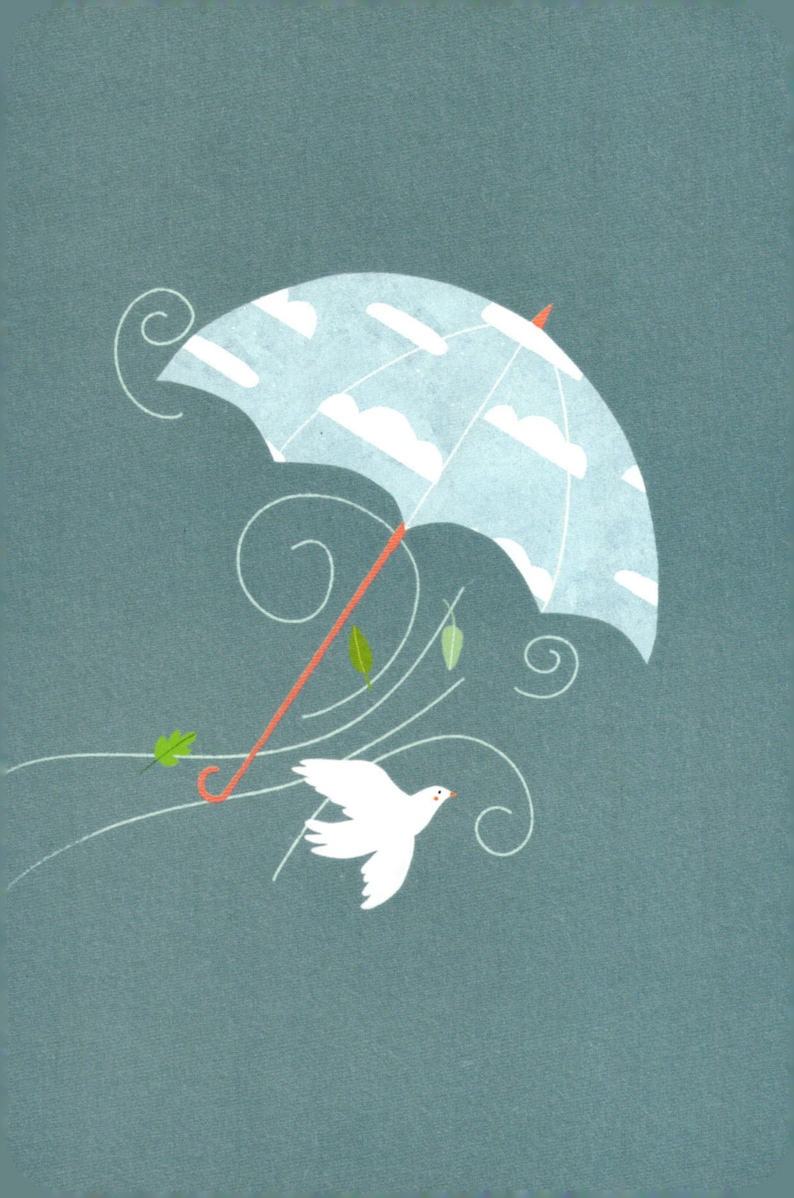

Imaginez que vous allez déplacer votre regard à l'intérieur de vous. Prenez conscience des sensations de votre peau dans sa globalité. Prenez conscience des parties de votre corps qui touchent physiquement le monde extérieur (vos fesses sur le siège, votre dos contre le mur ou sur le lit... peu importe). Identifiez la partie de votre corps qui pèse le plus sur la surface.

Maintenant, volontairement, dites à votre corps de ralentir. Laissez-le se libérer. Relâchez l'arrière de la tête. Détendez l'espace entre les sourcils. Relâchez ensuite la tension qui permet à votre bouche de rester fermée en détendant votre mâchoire. Laissez la langue se décoller du palais.

Passons à la nuque : laissez-la se détendre aussi. Pour cela, laissez vos épaules devenir lourdes, lourdes - comme si elles pouvaient s'affaisser jusqu'au sol. Sentez le poids de vos bras, puis celui de tous vos membres. La colonne vertébrale est suspendue dans l'espace sans effort. Respirez tranquillement et, pour une fois, donnez-vous la permission de ne rien faire.
Autorisez-vous à exister, simplement. Il n'y a rien à faire... sauf respirer.

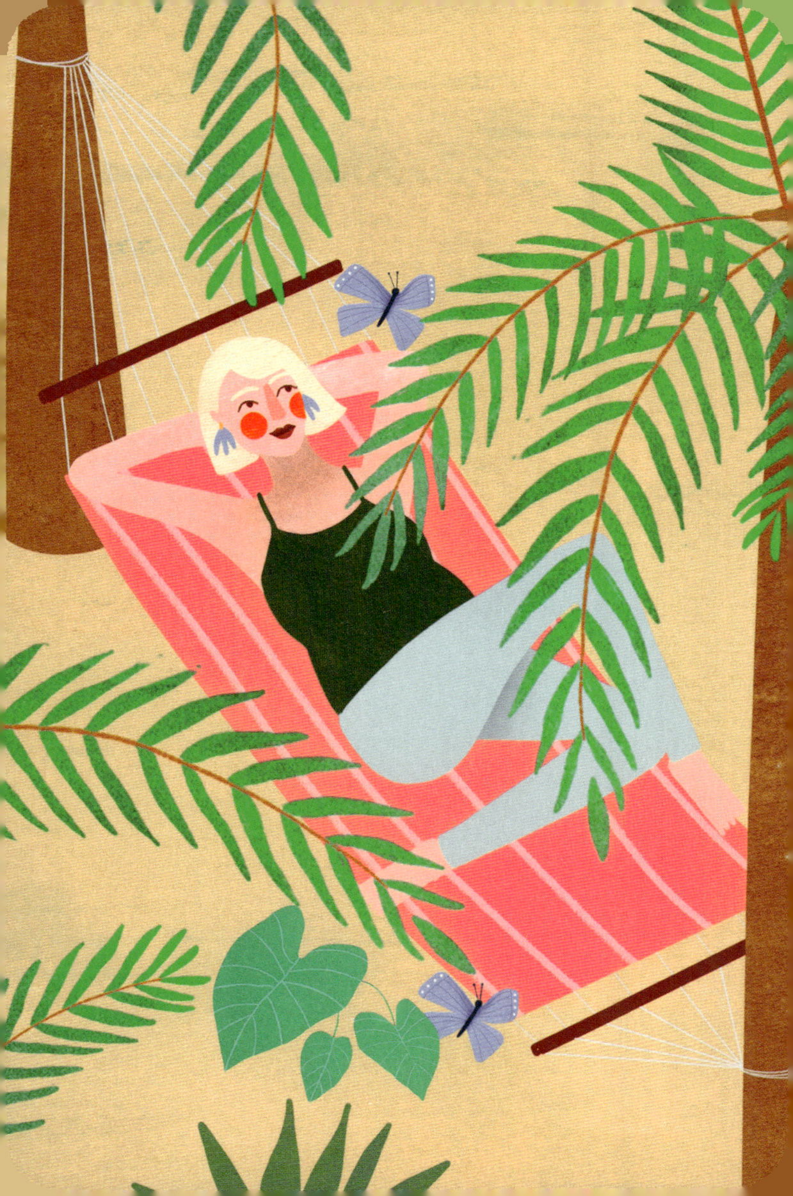

Le corps sait faire

Méditation

Fermez les yeux et imaginez-vous dans un endroit relaxant - dans un hamac au bord de la mer, par exemple. Allez jusqu'à ressentir le parfum de la mer ou des fleurs qui vous entourent, la sensation de l'air frais qui caresse votre peau, les pépiements des oiseaux qui virevoltent au-dessus de vous.

Vous avez des contractions ? Imaginez-les comme de grandes vagues sur lesquelles vous nagez, et qui vous font monter, monter, monter, pour vous rapprocher un peu plus de votre bébé. Aussi désagréables que soient vos sensations, vous vivez une expérience positive. Restez tranquille : le temps fait son travail et vous faites correctement le vôtre. Restez sereine, car vous tiendrez bientôt votre bébé dans vos bras. Votre corps sait parfaitement donner naissance. Quant à votre bébé, il sait lui aussi parfaitement comment naître.

Continuez de respirer. Revenez à ce souffle, à cette caresse. Revenez à vous. Courage : vous pouvez le faire.

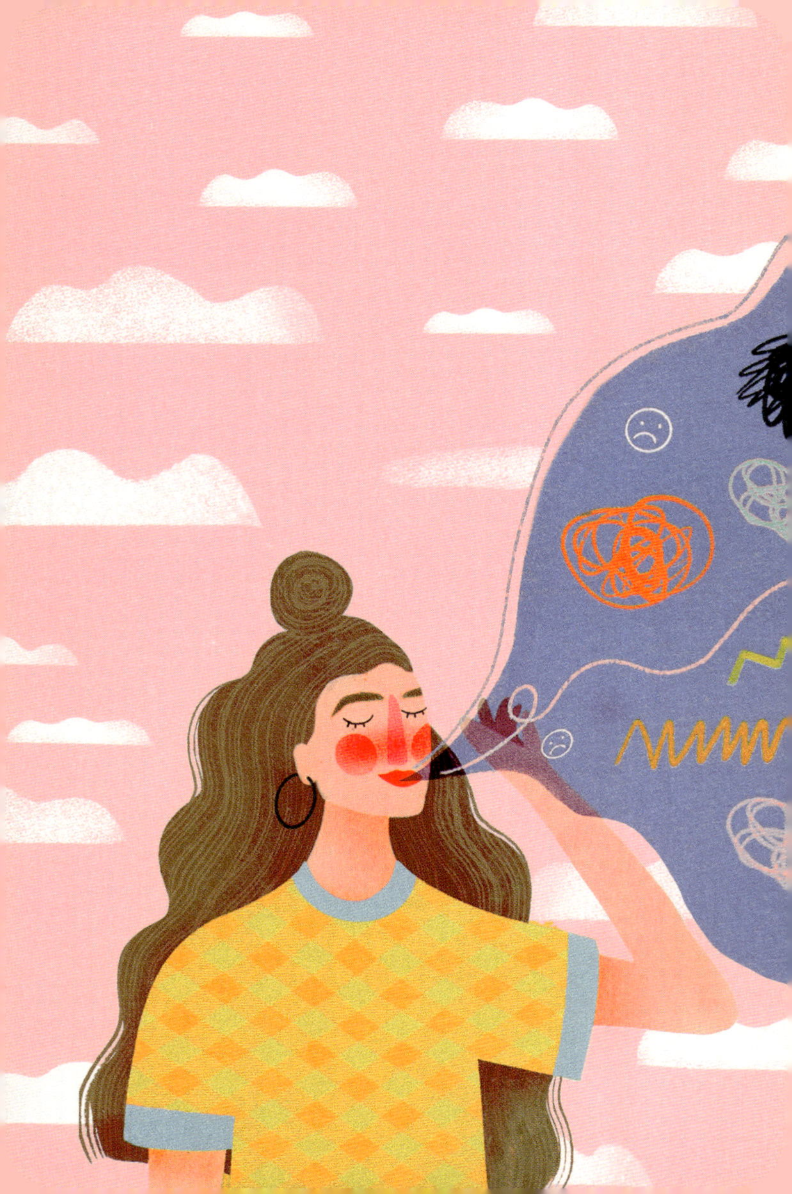

Respiration

Inspirez profondément par le nez, puis relâchez tout par la bouche. N'hésitez pas à faire du bruit lors de l'expiration.

Temps de maintien de la posture
Vous pouvez renouveler l'opération 3 fois.

Bénéfices
Pendant l'exercice, imaginez les choses que vous souhaitez évacuer à tout prix : le son émis au moment de l'expiration va vous permettre de les expulser de votre corps.

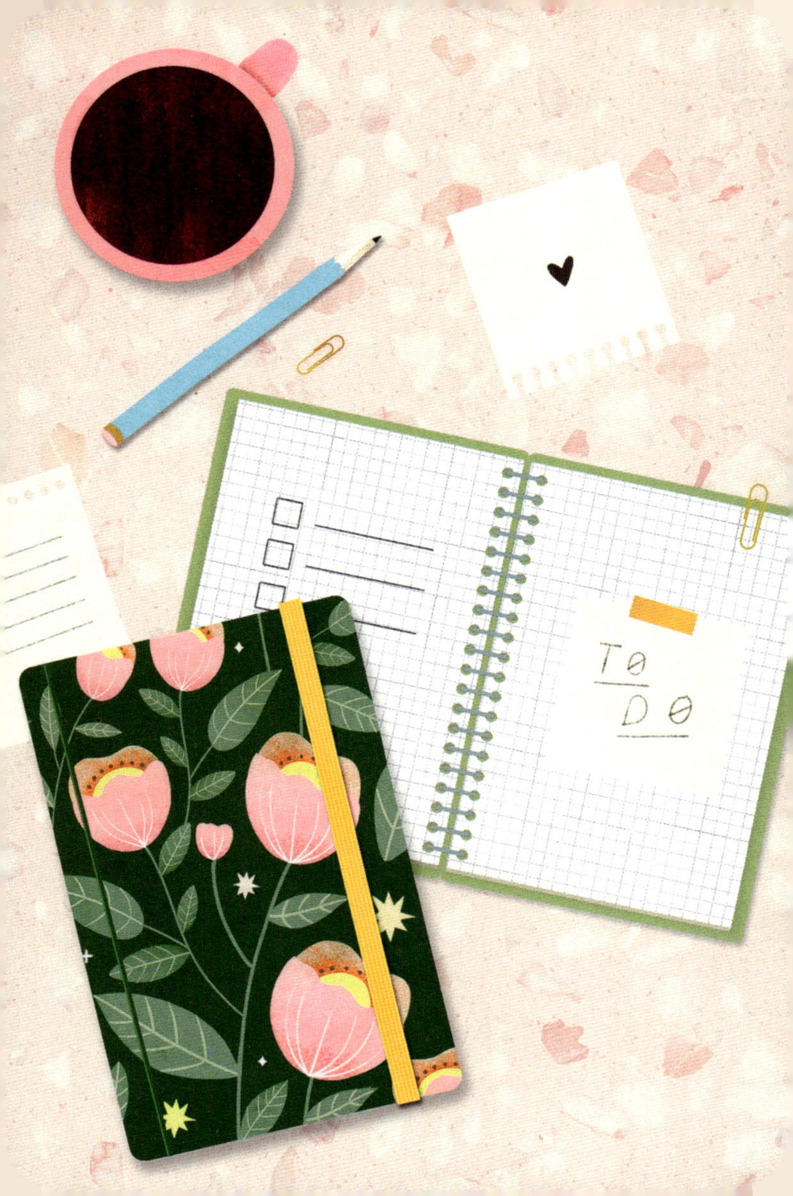
TO
DO

Respiration

Lorsque vous avez une contraction, relâchez votre ventre. Inspirez par le nez, puis expirez par la bouche. Quand la douleur s'intensifie, accélérez le rythme de la respiration. Revenez à une respiration plus lente ensuite.

Temps de maintien de la posture
Respirez ainsi tout au long de la contraction.

Bénéfices
S'il y a un exercice de respiration à pratiquer avant l'accouchement, c'est bien celui-ci ! Entraînez-vous régulièrement à respirer de cette façon pendant votre grossesse pour ne pas avoir à réfléchir sur le processus au moment du travail.

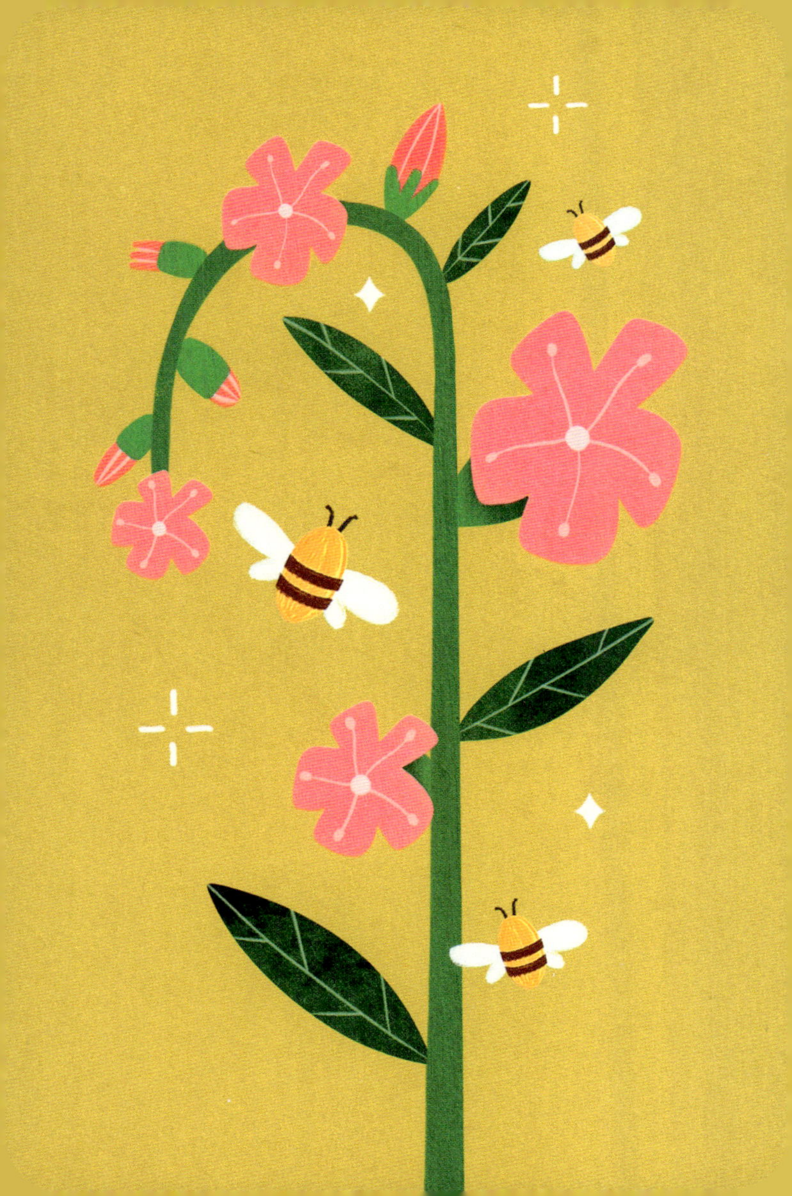

Brahmari, le bourdonnement

Respiration

Fermez les yeux et placez les doigts ou les mains au niveau des oreilles pour les boucher. Lors de votre expiration, émettez le son « mmm » afin de ressentir ses vibrations, comme le bruit d'un bourdon. Dans cet exercice, votre expiration doit être deux fois plus longue que votre inspiration.

Temps de maintien de la posture
5 cycles respiratoires.

Bénéfices
Cet exercice s'avérera très utile lors de l'accouchement car cette vibration permet de détourner l'attention de la douleur.

OOO
OMM
MM
MM

Respiration

Le son « Om » produit des fréquences vibratoires permettant de se calmer presque immédiatement. On le répète avec un rythme et une fréquence spécifiques, en prononçant bien chaque son : « o » d'abord, puis un long « mmmm ».

Temps de maintien de la posture
Répétez-le autant de fois que possible pendant cinq minutes.

Bénéfices
Ce mantra, élément fondamental de l'hindouisme, est un excellent moyen d'entrer en méditation.

« Om »

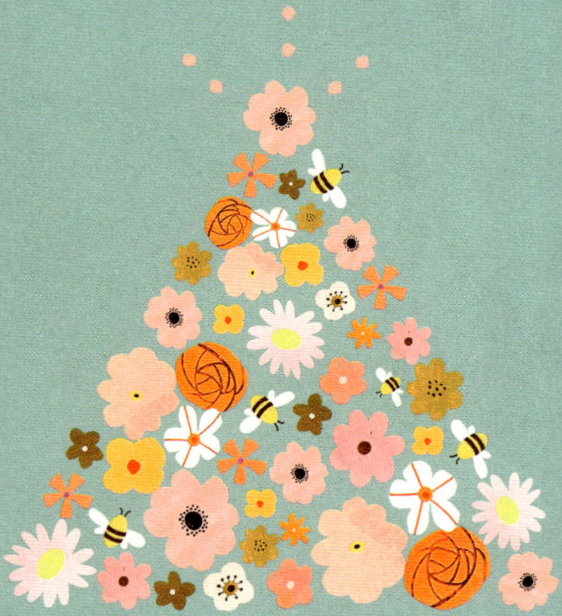

La respiration triangulaire

Respiration

Inspirez sur 6 secondes, puis bloquez la respiration pour 2 secondes. Expirez sur 2 secondes, puis bloquez la respiration pour 2 secondes… et ainsi de suite.

Temps de maintien de la posture
Au moins 5 cycles respiratoires.

Bénéfices
Cet exercice de respiration rythmée permet de concentrer son attention sur une tâche en particulier : il pourrait être bien utile le jour de l'accouchement !

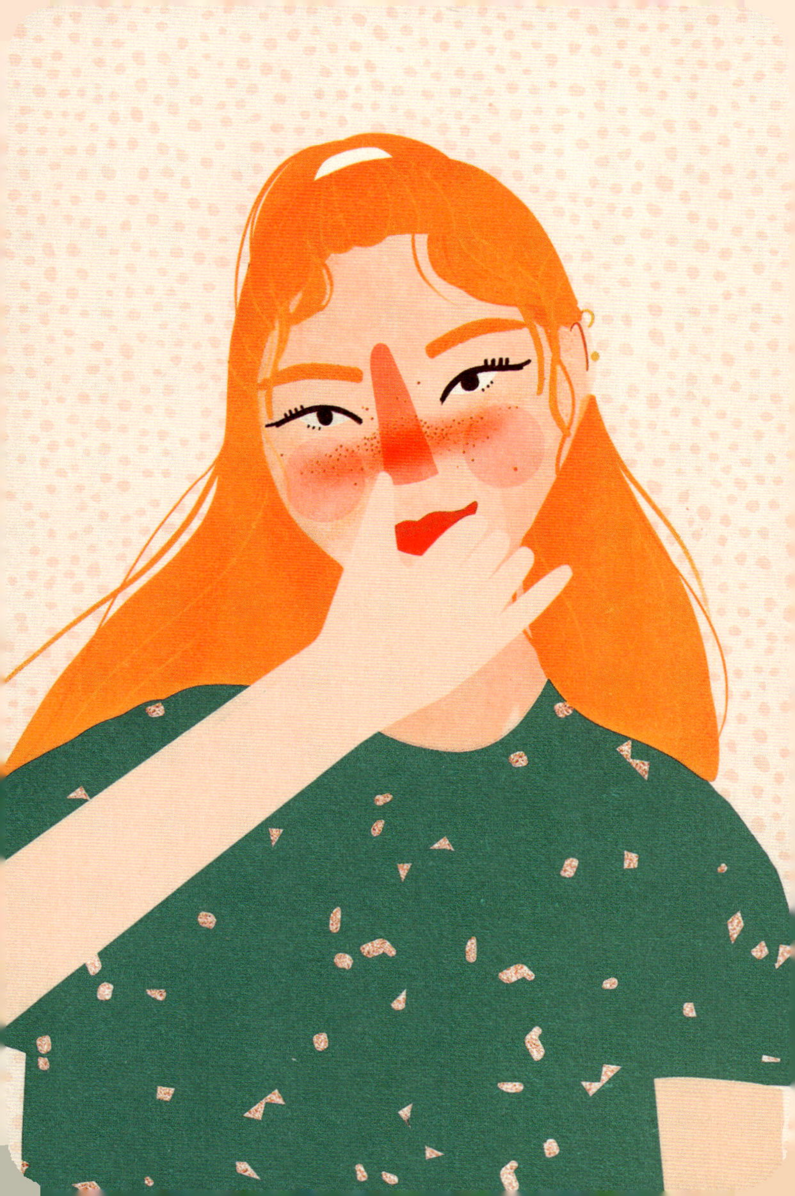

Anuloma Viloma, la respiration alternée

Il s'agit de respirer en utilisant une narine, puis l'autre. Placez votre pouce sur votre narine droite et pressez doucement pour la fermer. Inspirez et expirez par la narine gauche pendant un petit moment. Pendant toute la durée de l'exercice, pensez à bien relâcher votre ventre et à détendre la mâchoire. Observez vos sensations sans les juger. Procédez de la même manière avec l'autre narine.

<u>Option</u>
Une fois que vous aurez apprivoisé cette technique, vous pourrez alterner à chaque respiration : inspirez par la narine droite, en bloquant la gauche, puis expirez par la narine gauche, en bloquant la droite. Procédez ainsi pendant 6 cycles respiratoires. Terminez l'exercice en expirant à gauche, puis en respirant profondément avec les deux narines.

<u>Temps de maintien de la posture</u>
6 cycles respiratoires.

<u>Bénéfices</u>
Cette respiration calme le système nerveux et élimine les toxines du corps en lui apportant de l'oxygène.

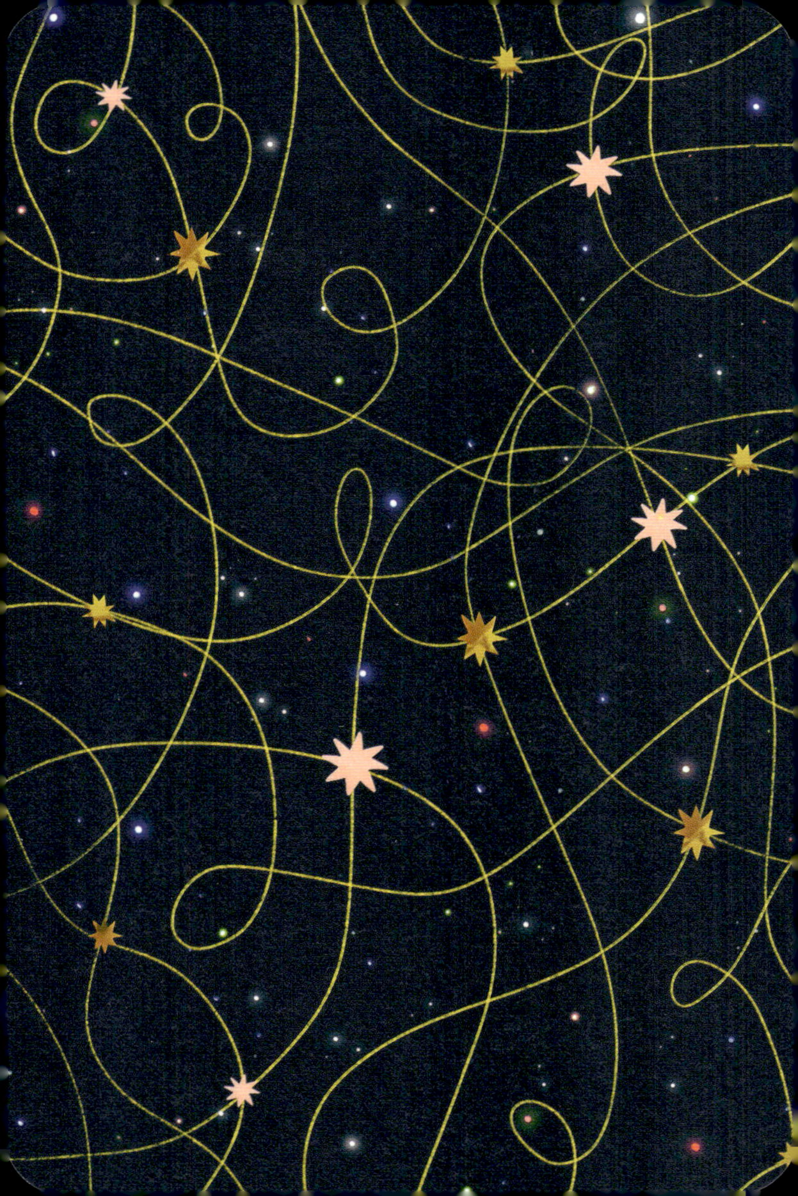

La respiration du fil d'or

Inspirez par le nez, puis expirez par la bouche, qui doit être décontractée. Imaginez que vous tenez une paille entre vos lèvres et laissez s'échapper un souffle long, discret, fluide et léger – comme si un fil d'or s'échappait de votre corps, cherchant à aller le plus loin possible.

Temps de maintien de la posture

Les premières fois, définissez une durée de pratique de cet exercice. Rallongez-la progressivement au fur et à mesure de votre grossesse. De cette façon, vous n'aurez pas de difficulté à l'utiliser le jour de l'accouchement.

Bénéfices

Cet exercice de respiration sera probablement l'un de vos meilleurs alliés pour garder votre calme et rester concentrée lors des vagues d'intensité que vous pourrez rencontrer lors de votre grossesse et au moment de l'accouchement.

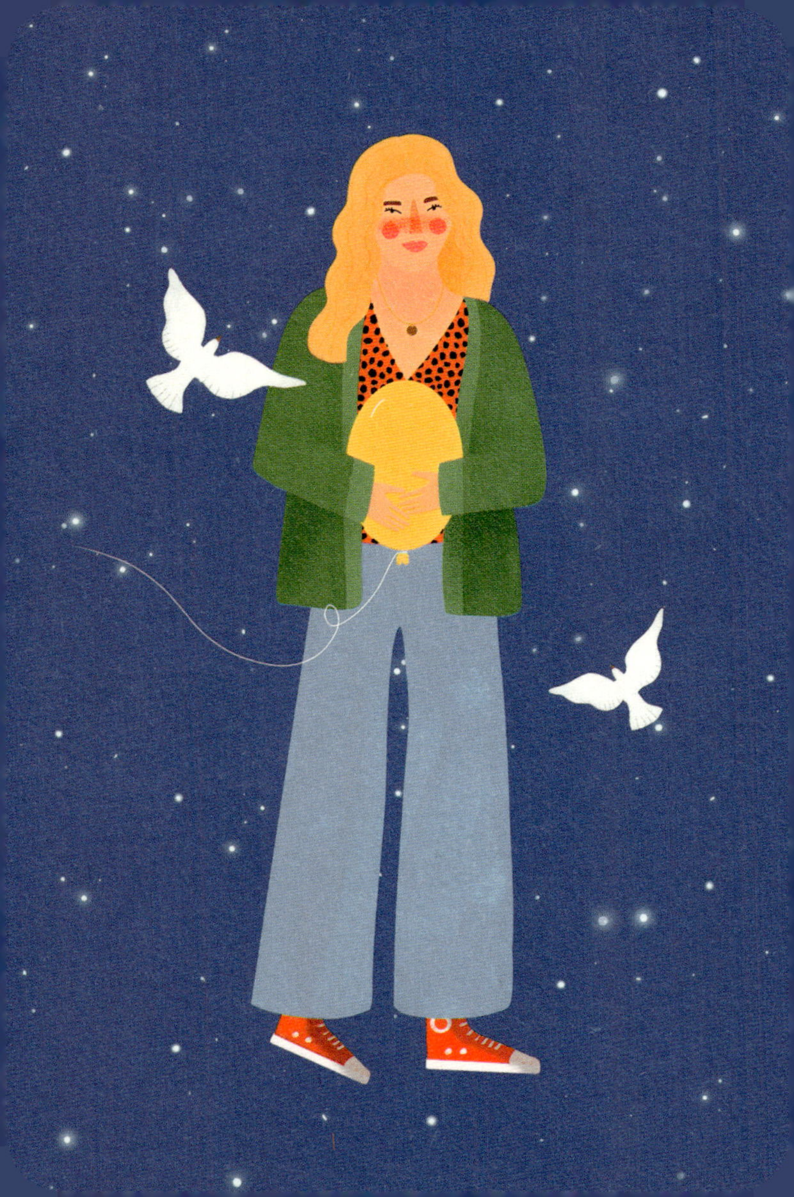

La respiration abdominale

Respiration

Posez les mains sur le ventre, bien à plat, de chaque côté du nombril. Les index et majeurs se touchent. En inspirant, emplissez d'air vos poumons et votre ventre en même temps. En expirant, videz-les de cet air. Imaginez que votre ventre est un ballon qui se gonfle et se dégonfle. Vous devriez sentir un léger déplacement de vos mains à chaque phase du souffle.

Temps de maintien de la posture
Au moins 5 à 6 cycles respiratoires.

Bénéfices
Cet exercice peut vous aider à mieux dormir et à mieux gérer les douleurs et le stress. Il améliore aussi la concentration.

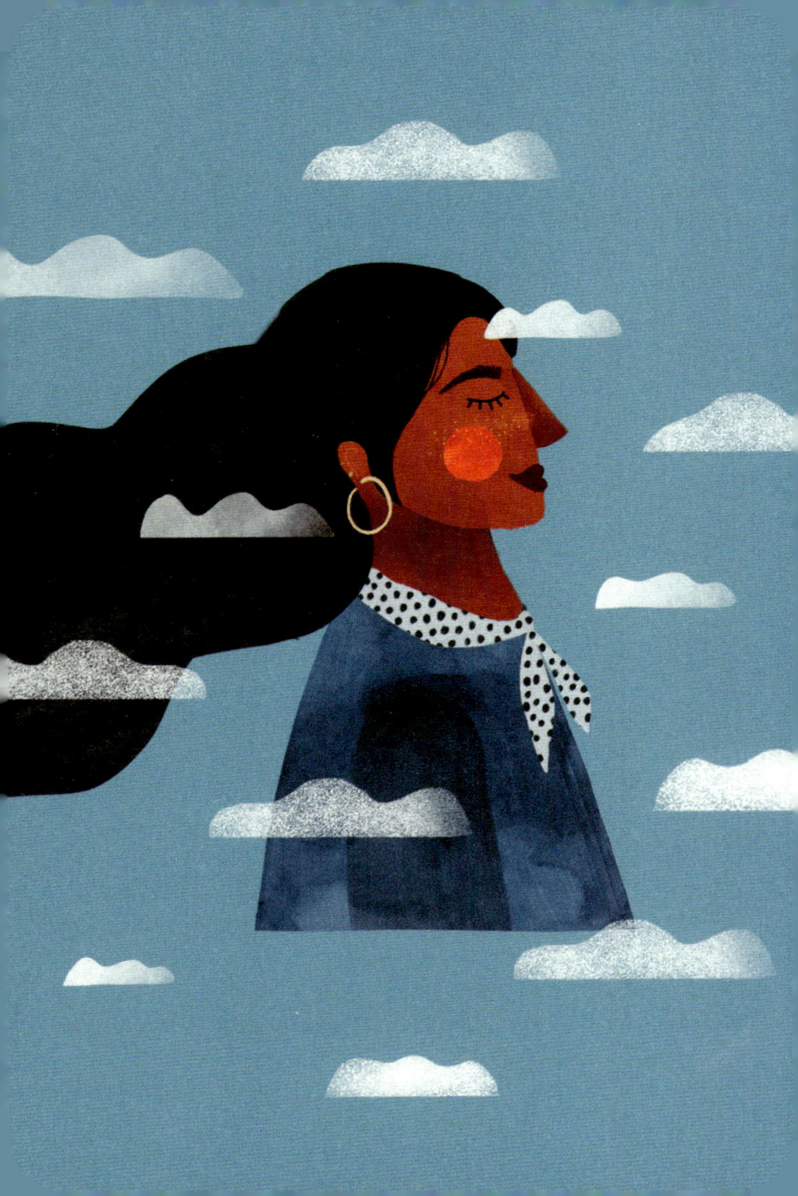

La respiration complète

L'exercice consiste à faire circuler l'air par les trois pôles de la respiration : le ventre, la cage thoracique et le nez.

Fermez les yeux et, si vous le souhaitez, placez les mains sur le ventre pour vous connecter à votre bébé. Commencez à inspirer en laissant le ventre se gonfler légèrement. Prolongez l'inspiration en gonflant votre cage thoracique : les poumons se remplissent de l'air inspiré, qui remonte ensuite dans la partie supérieure. Vous le sentez alors siffler dans les narines.

Faites le chemin inverse lors de l'expiration : l'air passe par les narines, les poumons se désemplissent et le ventre revient à sa taille originelle. C'est terminé : vous avez pris une respiration complète ! Répétez l'opération autant de fois que vous le souhaitez.

Temps de maintien de la posture
Essayez de pratiquer cet exercice pendant 5 minutes pour commencer. Vous augmenterez le temps progressivement ensuite.

Bénéfices
La respiration complète optimise le fonctionnement des organes digestifs et assure un équilibre à la fois physique et émotionnel.

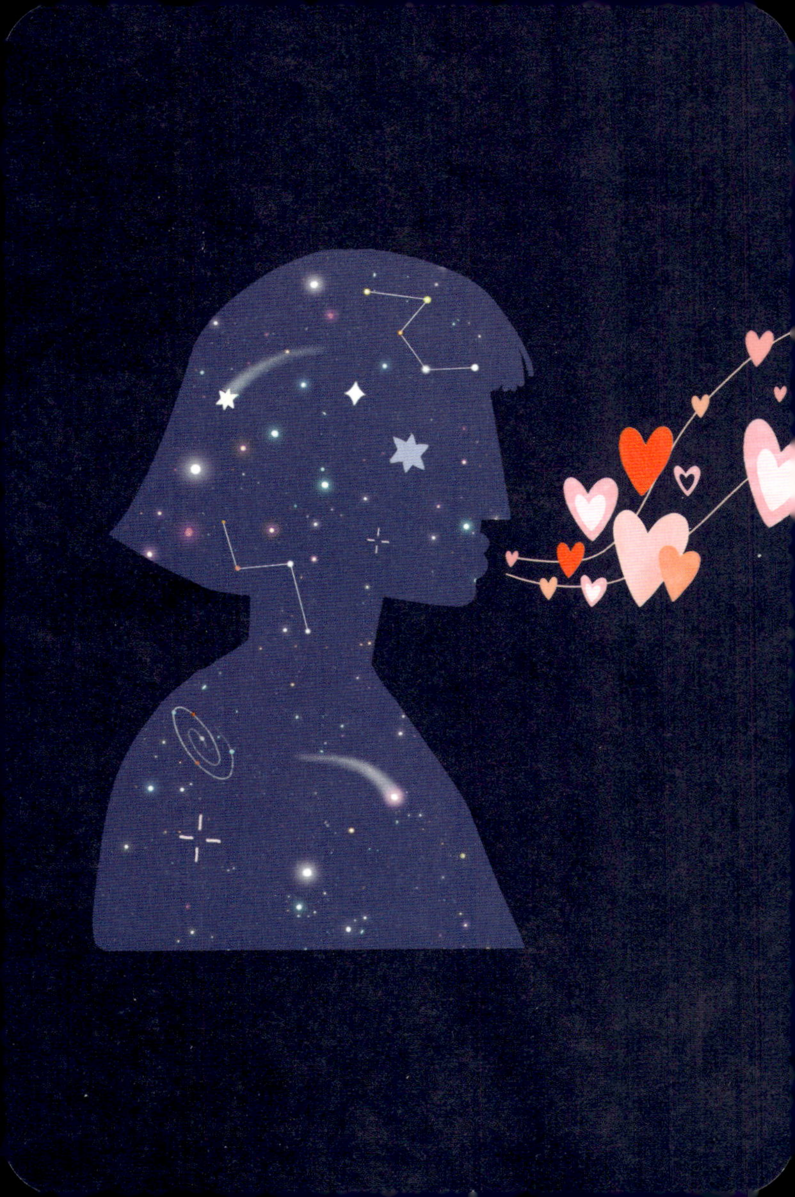

L'observation du souffle

Respiration

Ici, il s'agit simplement de ne rien faire. Installez-vous confortablement, en position assise ou allongée. Octroyez-vous quelques minutes de calme, pendant lesquelles vous ne serez pas dérangée. Fermez vos yeux et laissez tranquillement le temps s'écouler, au rythme de vos inspirations et expirations. C'est tout !

Si jamais des pensées surviennent dans votre esprit, ne vous inquiétez pas : c'est tout à fait normal. Ne les jugez pas : laissez-les venir et s'en aller, en ramenant toujours l'attention à votre souffle. C'est lui qui guide ce moment spécial, dédié rien qu'à vous et à votre bébé.

Temps de maintien de la posture

Essayez de pratiquer cet exercice pendant 5 minutes pour commencer. Vous augmenterez le temps progressivement ensuite.

Bénéfices

Cet exercice est excellent pour apaiser le mental et glisser vers un état de méditation.

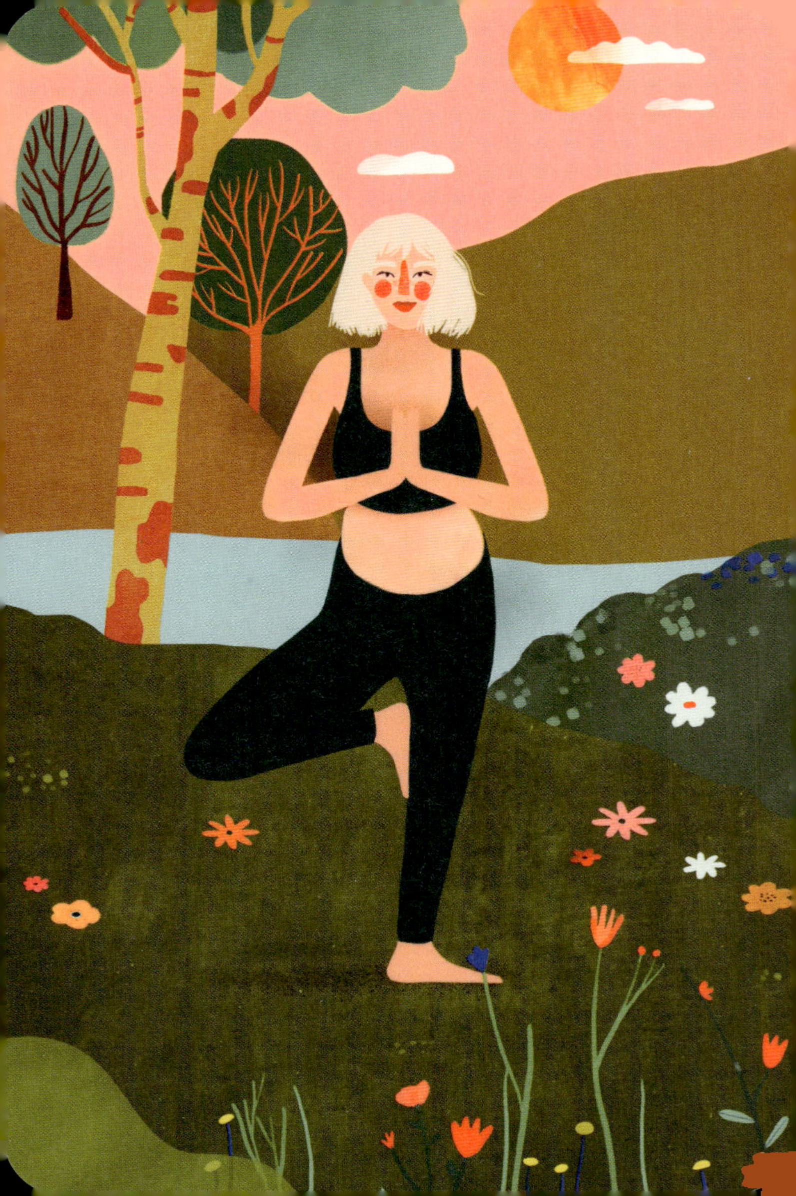

L'arbre

Posture active

Commencez debout, les pieds bien ancrés dans le sol, les jambes solides. Le dos se tient droit et on tente de garder fière allure. En prenant son temps, levez un pied et calez-le contre l'intérieur de la cuisse. Les mains se placent en Namasté devant le cœur. Si vous le souhaitez, vous pouvez monter les bras au-dessus de la tête. Maintenez la posture en fixant un point, sur le sol ou en face de vous. Relâchez la posture et recommencez avec l'autre pied.

Option 1

Pour cette posture d'équilibre, ne pas hésiter à se placer près d'un mur pour prendre appui et se tenir.

Option 2

Vous pouvez aussi caler le pied contre la cheville ou le mollet. Attention à ne jamais placer le pied contre le genou pour éviter de vous blesser à la rotule.

Temps de maintien de la posture

2 à 3 cycles respiratoires de chaque côté.

Bénéfices

Cette posture permet d'améliorer son équilibre et son agilité. Elle mobilise un ensemble de muscles permettant contrôle et concentration, deux facultés dont on a besoin pour l'accouchement.

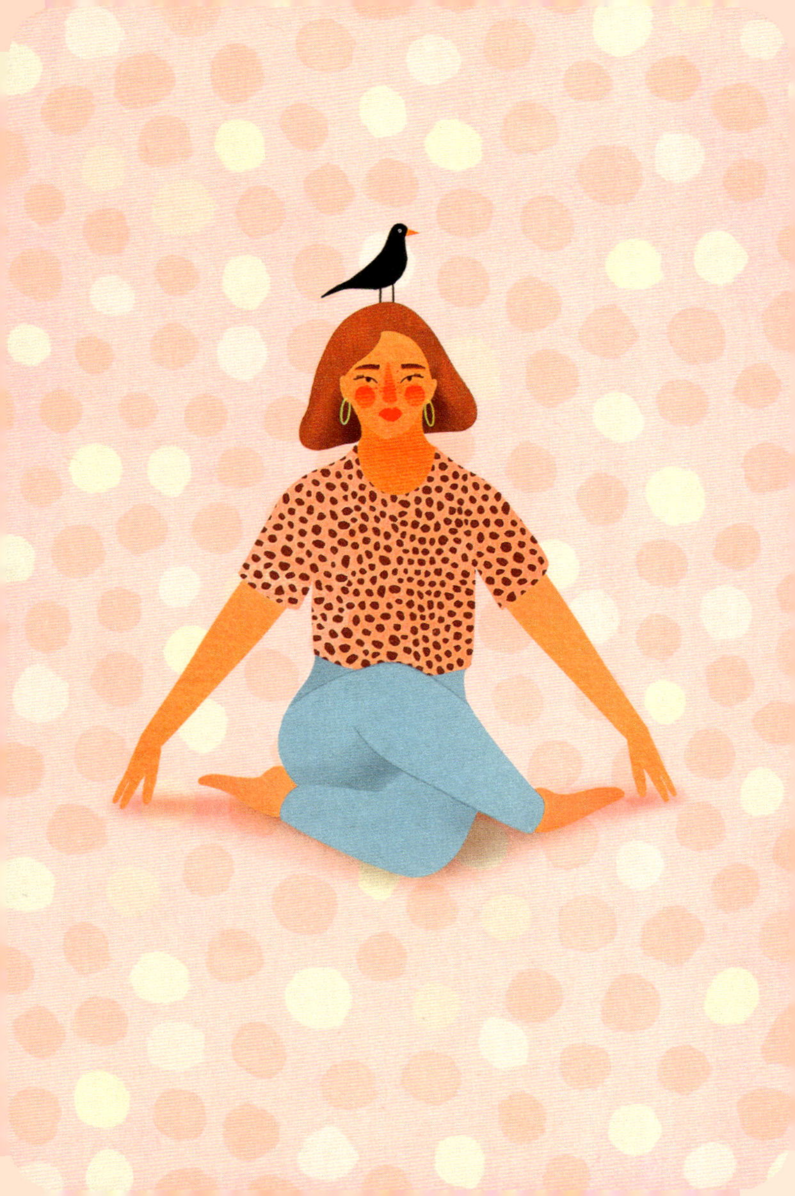

La tête de vache

Posture active

À genoux, passez une jambe par-dessus l'autre. Le but est de retrouver les deux genoux alignés ensemble. Prenez le temps de bien vous asseoir dans cette pose, en sentant les fessiers se caler entre les talons. Vous pouvez poser les mains sur les pieds ou bien tendre les bras, le bout des doigts au sol, pour se connecter à la terre.

Option 1

Si cette posture est trop douloureuse au niveau des hanches, tendez la jambe du dessous.

Option 2

Au 3e trimestre, le ventre peut prendre trop de place. Dans ce cas-là, n'hésitez pas à décaler la jambe du dessus, en plaçant le pied un peu plus loin.

Temps de maintien de la posture

Au moins 5 respirations complètes, bien lentes.

Bénéfices

Cette posture aide particulièrement à soulager les douleurs de sciatique. Elle peut également assouplir les hanches, les genoux et les chevilles.

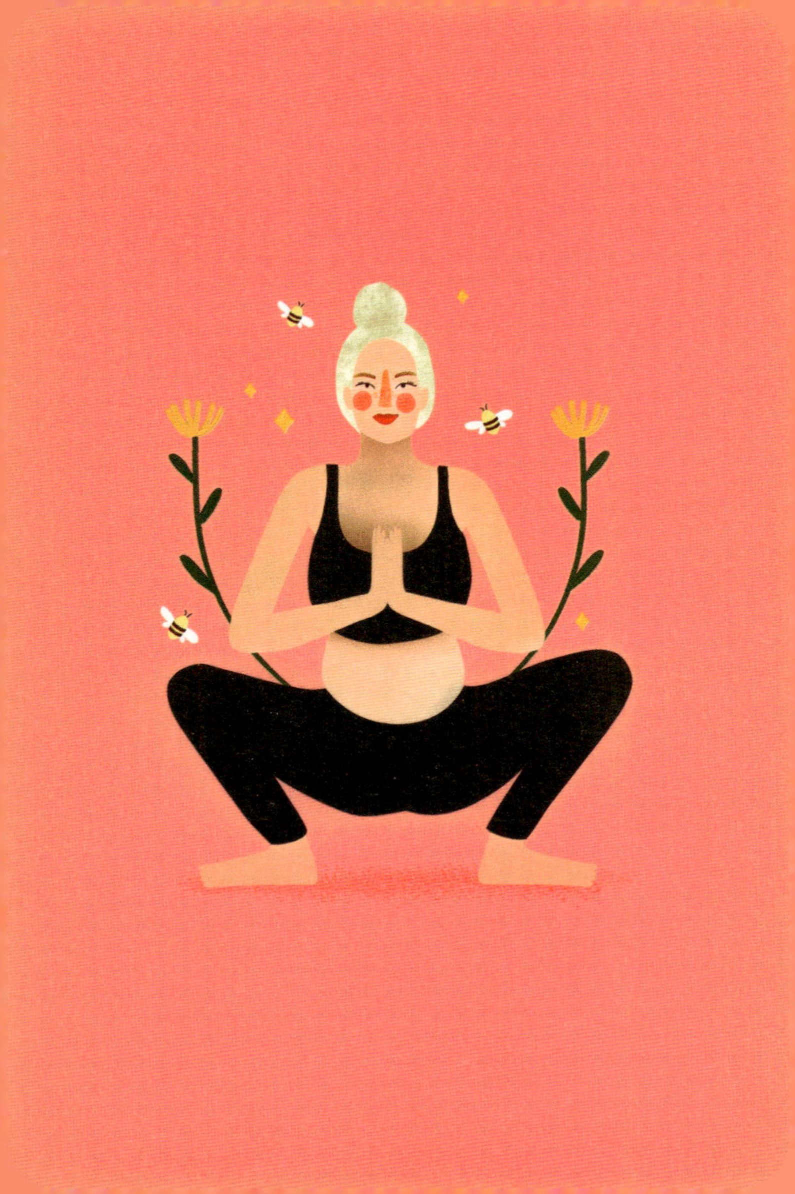

Posture active

Squat (*malasana*)

Commencez debout, en ouvrant les jambes à une largeur plus grande que celle du bassin. Tournez les orteils vers l'extérieur, en canard (ou bien façon danseuse classique !). Placez vos mains en Namasté devant le cœur. À l'inspiration, les pieds s'ancrent dans le sol et le dos se grandit. À l'expiration, pliez les genoux et laissez les fesses descendre vers le sol. Placez alors les coudes à l'intérieur des genoux, pour faire levier et permettre d'allonger la colonne vertébrale vers le haut. Le fait de presser les mains ensemble en prière permet d'étirer la colonne vertébrale et d'ouvrir les hanches.

Temps de maintien de la posture
5 cycles respiratoires.

Bénéfices
Très bénéfique pour l'ouverture des hanches, cette pose permet de libérer toutes les émotions refoulées. C'est aussi une excellente posture de préparation à l'accouchement puisqu'elle ouvre le bassin et fait travailler toute la zone du plancher pelvien.

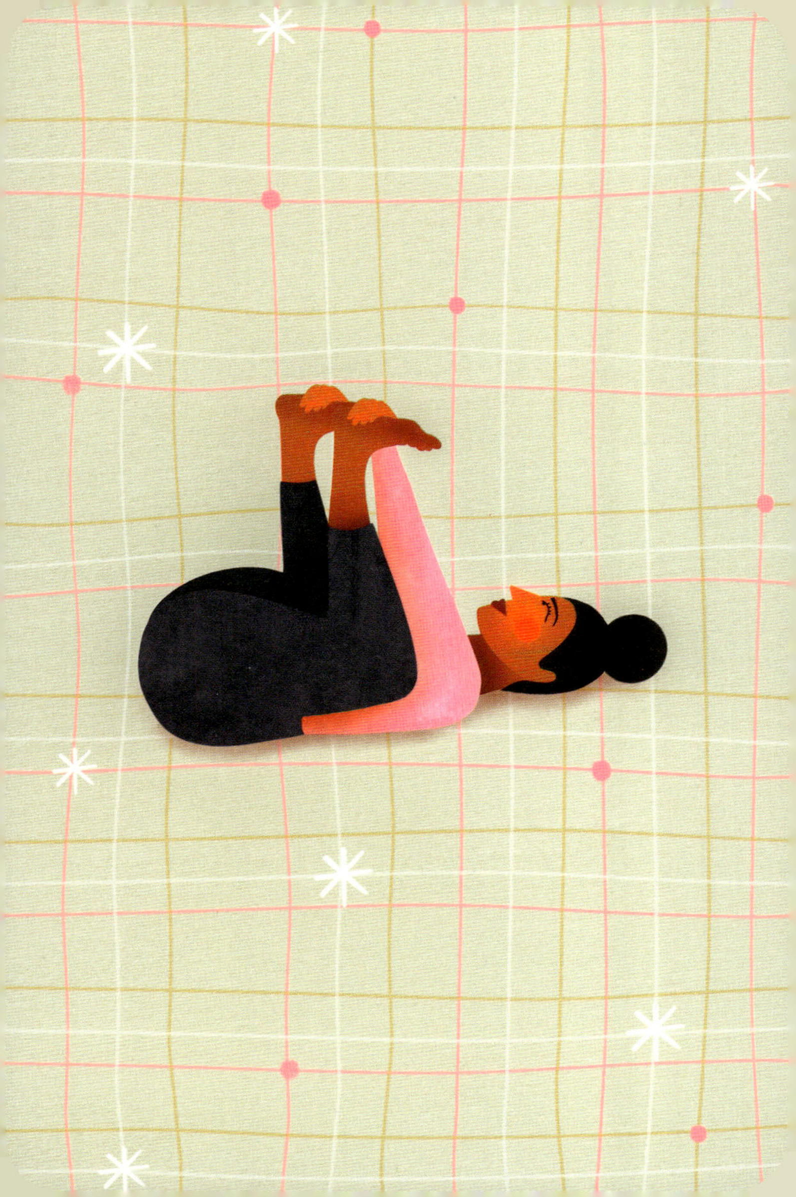

Posture active

Le bébé heureux

Allongez-vous sur le dos, les genoux pliés et écartés. À l'expiration, ramenez-les vers le buste. Veillez à maintenir toute la colonne vertébrale au sol. À l'inspiration, attrapez vos jambes au niveau des chevilles. Les mollets doivent être perpendiculaires aux cuisses. Sur la prochaine expiration, essayez de pousser le sacrum (os qui forme la soudure entre le bas de la colonne vertébrale et le bassin) en direction du sol, tout en gardant le dos collé au tapis.

Option
Si vous peinez à attraper vos jambes au niveau des chevilles, vous pouvez saisir l'arrière de vos genoux.

Temps de maintien de la posture
Aussi longtemps que possible.

Bénéfices
Il s'agit d'une excellente posture pour ouvrir les hanches. Elle soulage également les douleurs dans le bas du dos. Elle permet aussi de ralentir le rythme cardiaque, ce qui provoque immédiatement une sensation de bien-être.

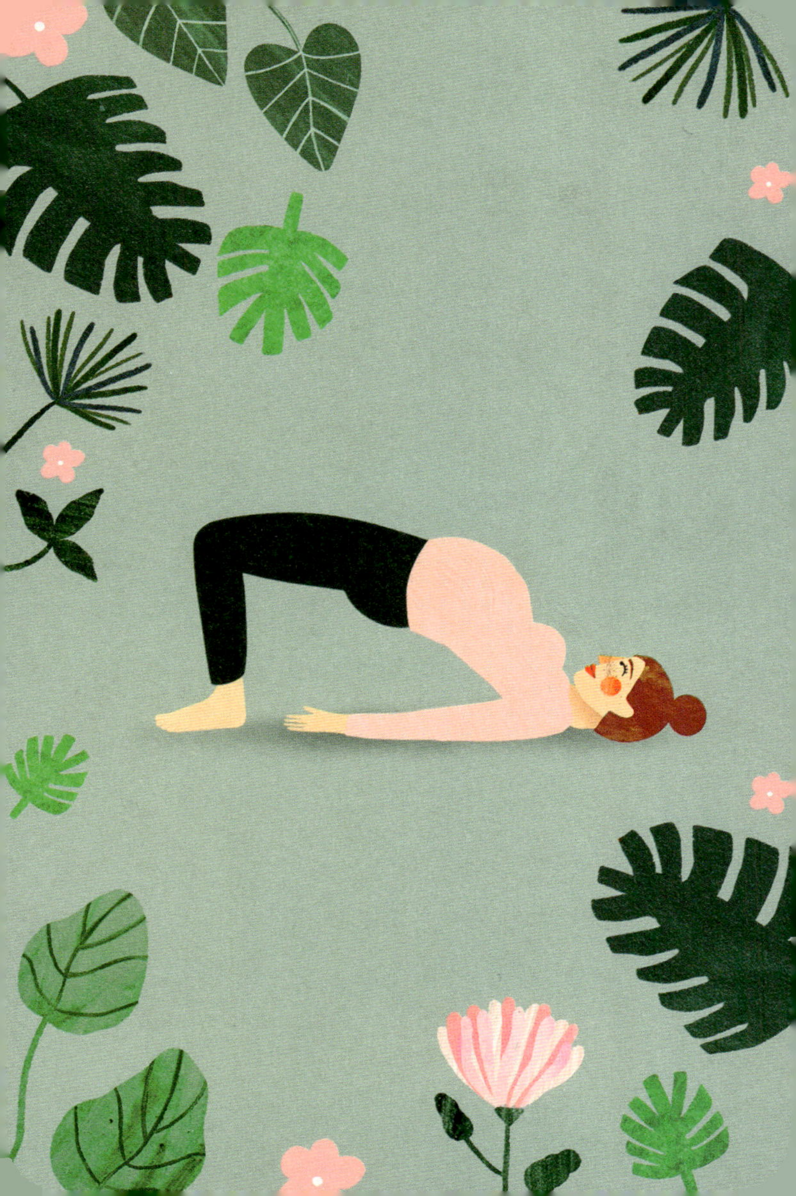

Posture active

Le demi-pont

Allongez-vous sur le dos. Les genoux se plient et les pieds s'ouvrent à la largeur des hanches. La tête reste bien collée au sol, le menton légèrement dirigé vers le sternum.

À l'inspiration, laissez les bras et les mains se coller au sol. À l'expiration, poussez dans les pieds pour décoller les fesses du sol. Rassemblez les mains sous votre bassin en entrelaçant les doigts. Vous pouvez sentir vos deux omoplates se rejoindre dans le dos : genoux, bassin et épaules sont alignés.

Temps de maintien de la posture

4 cycles respiratoires. Vous pouvez répéter la posture 2 fois.

Bénéfices

Cette posture favorise le lâcher-prise, tonifie les jambes et stimule les reins et les organes internes.

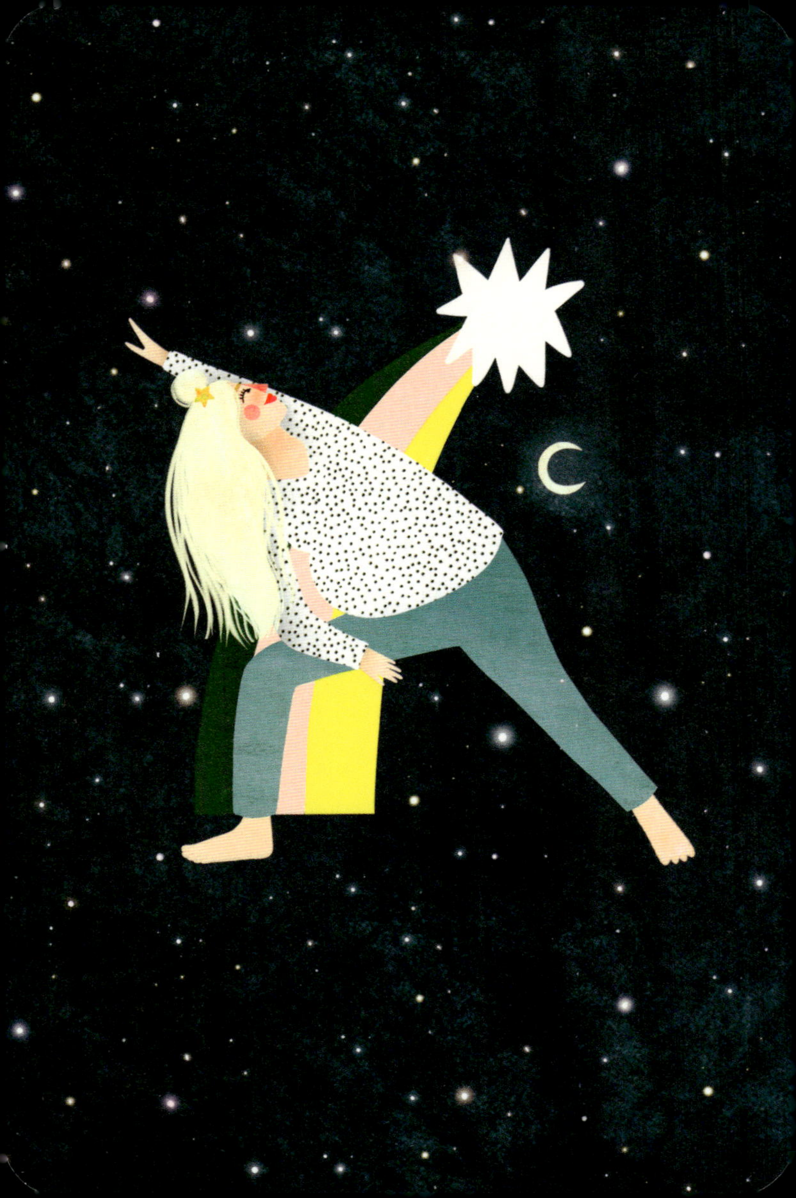

L'angle étiré

Placez-vous dans la même position de départ que le guerrier 2 (voir carte correspondante). À l'inspiration, déposez le coude sur la cuisse, au niveau du genou. À l'expiration, tirez l'autre bras en diagonale au-dessus de la tête, paume de main vers le sol. Inspirez ensuite en tournant le regard vers le ciel. À l'expiration suivante, redressez-vous en contractant le périnée pour revenir à la position de départ. Recommencez de l'autre côté.

Option 1
S'il est trop difficile de regarder vers le ciel, vous pouvez fixer un point devant vous.

Option 2
Pour ajouter du mouvement, faites des cercles avec le bras qui est en l'air, en harmonisant le mouvement avec votre souffle.

Temps de maintien de la posture
2 à 3 respirations complètes de chaque côté, en fonction de l'équilibre.

Bénéfices
Cette posture d'équilibre renforce les genoux et les chevilles. Elle permet également de stimuler les organes internes : plus on crée de l'espace, plus les organes auront de la place autour de bébé.

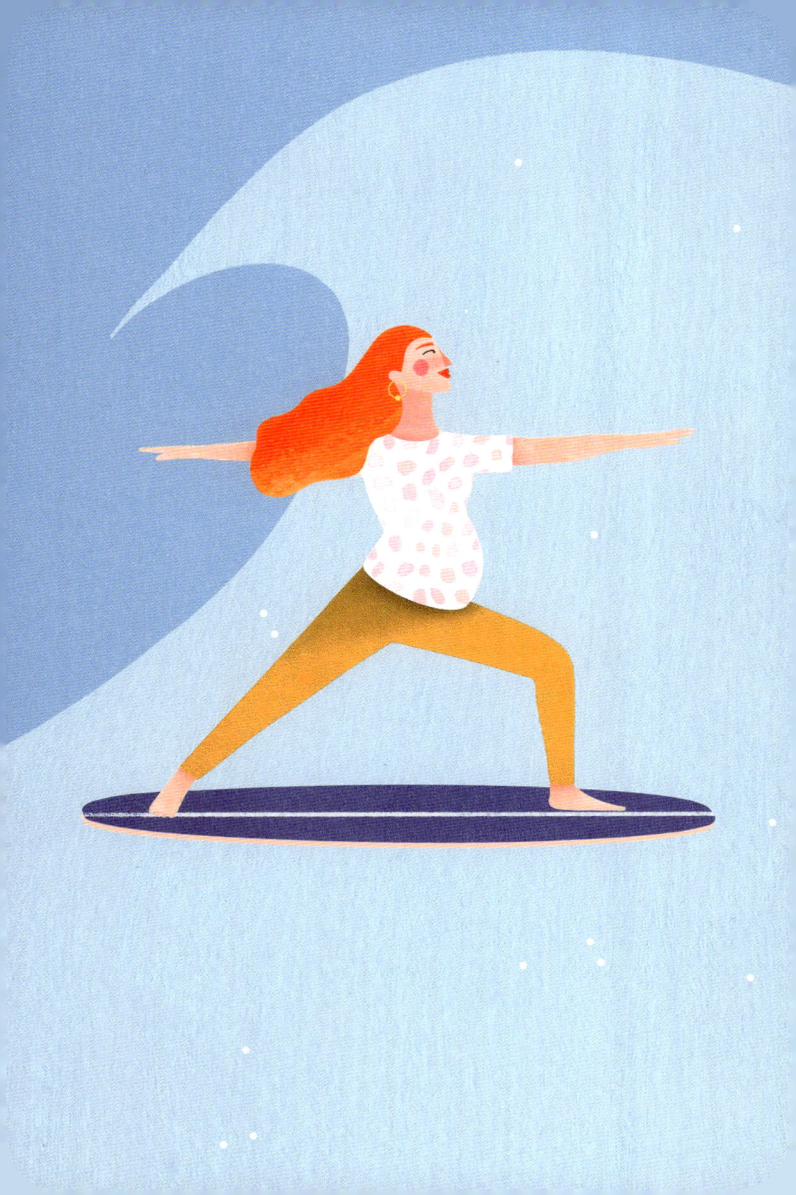

Posture active

Le guerrier 2

Debout, laissez une jambe partir vers le fond du tapis. Le pied de devant reste dans l'axe du corps ; celui du fond est parallèle au bord du tapis. La jambe de devant se plie, le genou aligné à la cheville. Ouvrez les bras et tendez-les pour former une grande ligne. Le buste reste ouvert afin de garder le bassin et les épaules dans le même axe. La tête, quant à elle, se tourne vers l'avant, le regard vers la main. À l'inspiration, grandissez le dos. À l'expiration, descendez en pliant les jambes. Sentez comme vos pieds sont connectés au tapis.

Option

Pour rajouter du mouvement, tendez les deux jambes à l'inspiration. À l'expiration, repliez celle de devant et descendez un peu plus bas.

Temps de maintien de la posture

5 cycles respiratoires, en fixant un point devant vous.

Bénéfices

Cette posture requiert de la force et de la volonté, car elle est engageante physiquement. Elle permet d'ouvrir la poitrine, les poumons et les épaules. Elle renforce également les muscles des jambes et des chevilles.

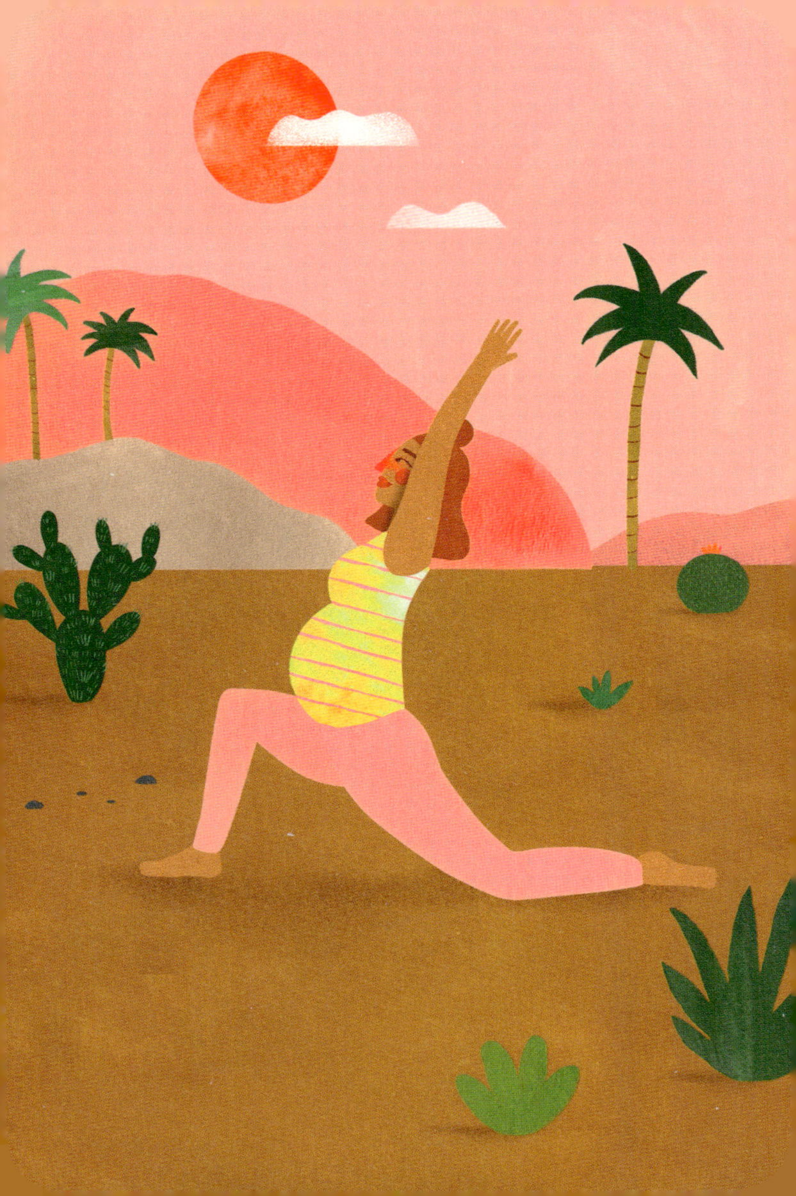

Posture active

La fente

À genoux, déployez une jambe vers l'avant, en veillant à bien aligner le genou à la cheville pour protéger le cartilage. Posez les mains sur le genou. À l'inspiration, allongez la colonne vertébrale. À l'expiration, descendez doucement le bassin en direction du sol.

Option
pour aller plus loin dans la posture, vous pouvez, à l'inspiration, lever les bras en direction du ciel, les doigts entrelacés et les index pointés. Regardez vers le haut.

Temps de maintien de la posture
2 cycles respiratoires.

Bénéfices
Il s'agit ici d'une posture intense, dans laquelle la respiration est primordiale pour trouver du confort. Elle étire le psoas (muscle épais, situé dans le bassin, qui permet la flexion de la jambe), renforce l'équilibre et soulage les lombaires.

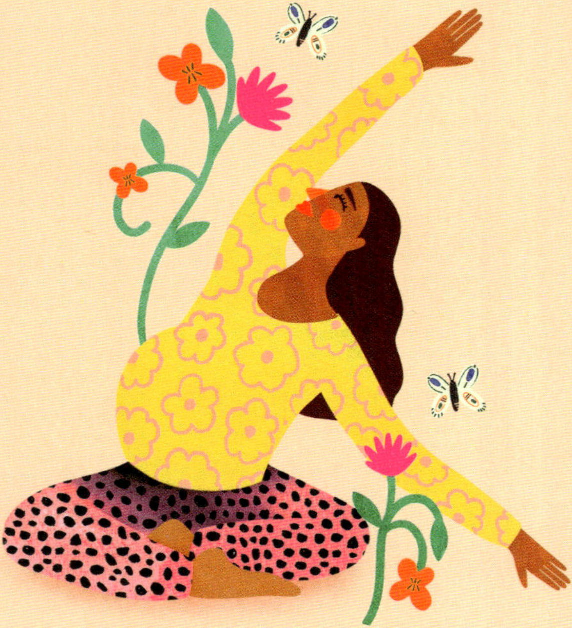

Le *stretch* assise en tailleur

Posture active

En position assise, placez les pieds en tailleur, genoux pliés. À l'inspiration, grandissez le dos et levez les bras vers le ciel. À l'expiration, posez une main au sol, légèrement à distance du bassin. Penchez le buste du côté de cette main pour étirer tout le flanc. Fermez les yeux. À l'expiration finale, remontez le buste en contractant le périnée. Procédez de la même manière pour l'autre côté.

Option

Pour plus d'intensité, vous pouvez poser le coude au sol, en veillant à continuer à allonger la colonne vertébrale.

Temps de maintien de la posture

2 cycles respiratoires de chaque côté.

Bénéfices

Cette posture est bénéfique pour tous les muscles obliques. Elle permet ainsi de renforcer le dos, souvent malmené durant la grossesse.

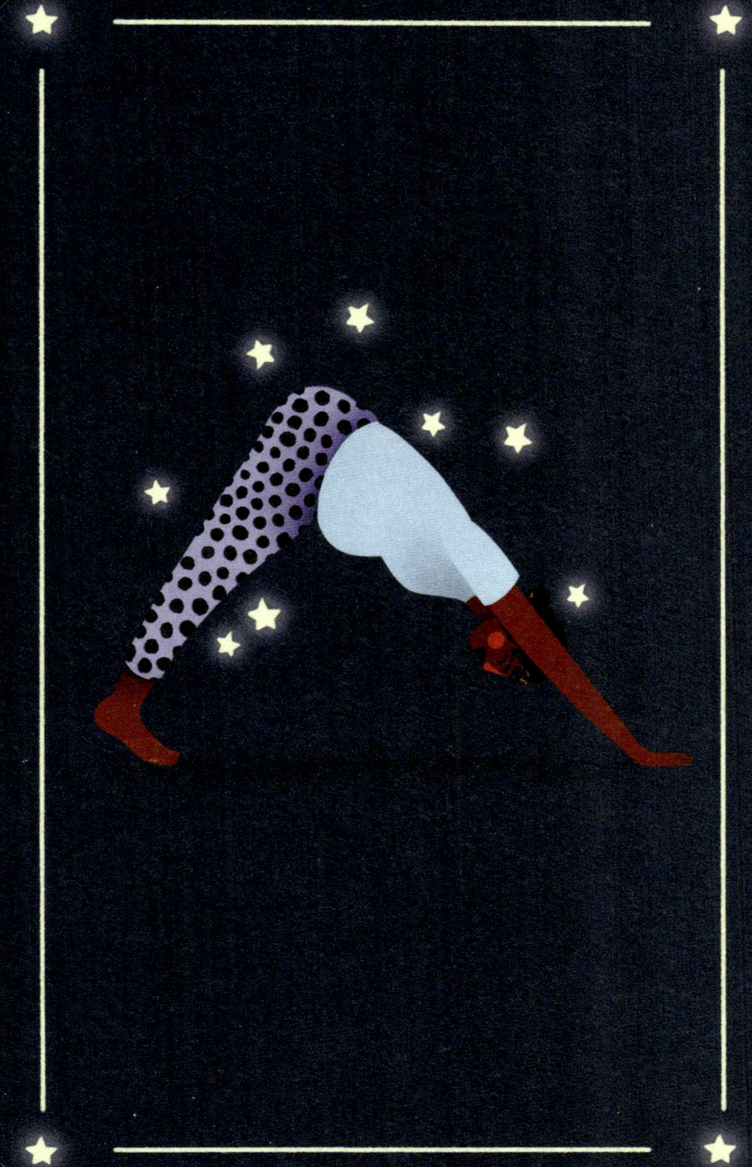

Le chien tête en bas

Posture active

Placez-vous à quatre pattes, puis ancrez vos pieds dans le sol. À l'expiration, basculez le poids du corps vers vos mains, en levant votre bassin vers le ciel. Le but est d'aligner les hanches, le dos, la nuque et les bras. Dans la posture, les pieds sont écartés à largeur de bassin, et les doigts bien ancrés dans le sol.

Option 1

Ouvrez un peu plus les pieds et montez sur les demi-pointes. Ensuite, pliez les genoux et collez les cuisses contre le torse.

Option 2

Il est possible qu'au 3e trimestre de grossesse, on ressente des vertiges avec cette posture, qui vient de la même famille que les inversions. Dans ce cas, ne forcez pas et reposez-vous en effectuant la posture de l'enfant.

Temps de maintien de la posture

4 cycles respiratoires.

Bénéfices

Cette posture stimule la circulation sanguine. Elle permet de réguler la tension artérielle.

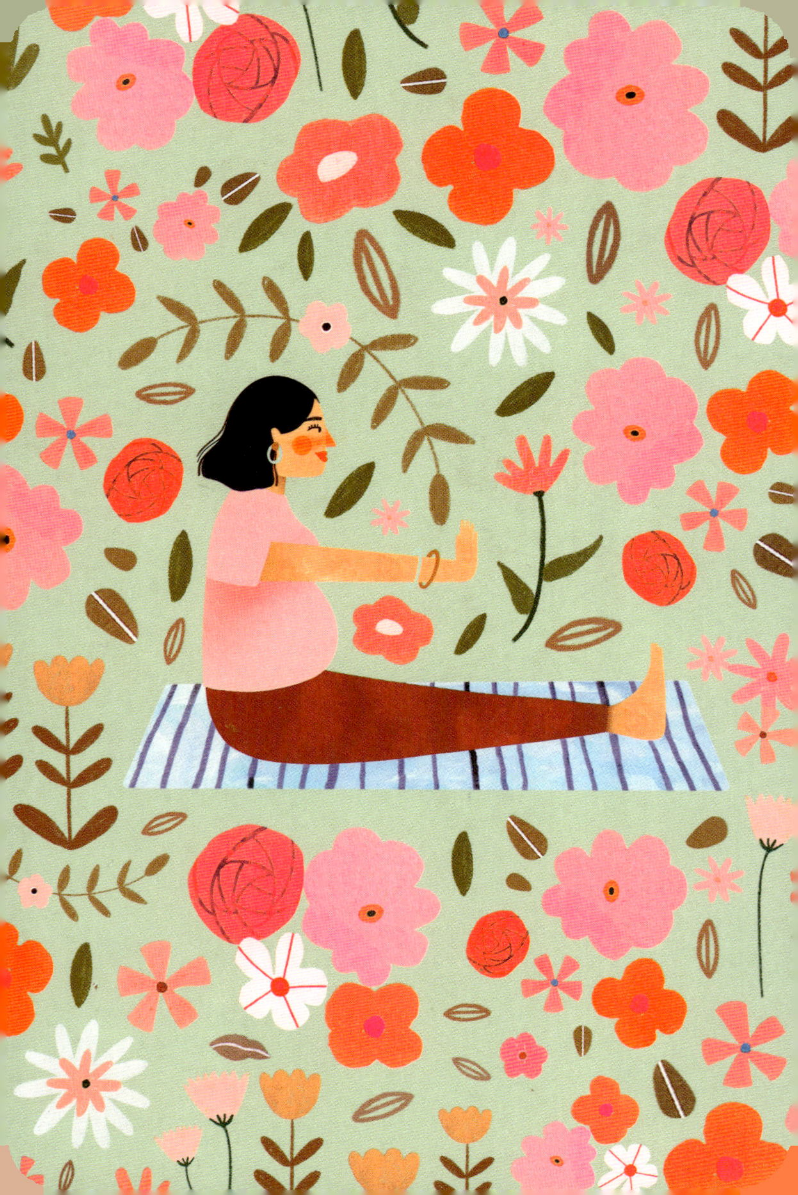

L'angle droit, dos contre le mur

Posture passive

Asseyez-vous dos au mur. Les jambes sont tendues sur le sol, légèrement écartées. Les mains sont posées sur les cuisses. À l'inspiration, allongez la colonne vertébrale. Grandissez-vous au maximum sans cambrer le bassin. À l'expiration, tendez les bras devant vous, à 90 degrés, comme si vous souhaitiez repousser quelque chose. Au même moment, fléchissez les pieds (orteils vers vous, talons poussés dans la direction opposée).

Temps de maintien de la posture

Vous pouvez répéter le circuit 4 fois (4 cycles respiratoires, donc), en notant les diverses contractions du corps.

Bénéfices

Cette posture remplit de force et de courage. On se sent grandie et prête à affronter les défis qui se manifesteront tout au long de la grossesse et de la maternité.

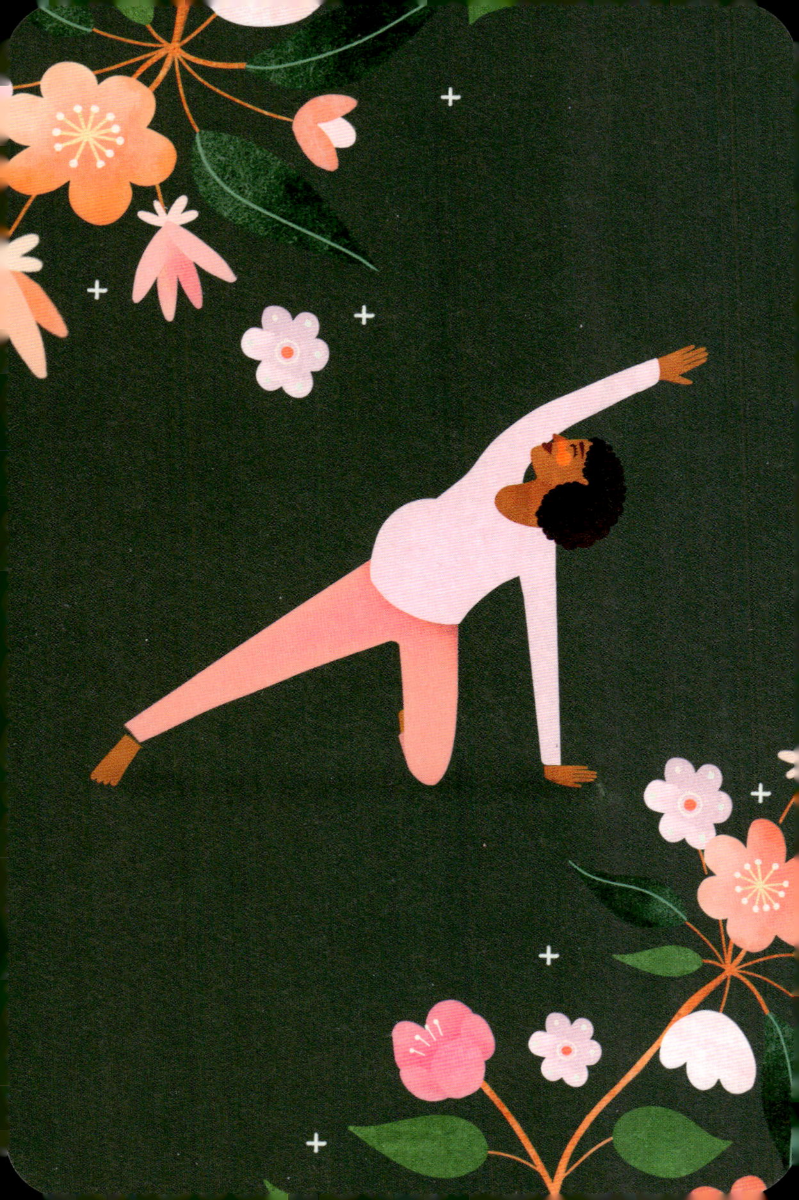

La demi-lune au sol

Posture passive

À genoux, tendez une jambe sur le côté. Le pied et le genou sont tous les deux au sol, alignés l'un à l'autre. Le dos est droit. À l'inspiration, ouvrez les bras. Gardez-les parallèles au sol. À l'expiration, penchez-vous pour poser la main à terre, du côté du genou posé au sol. Le poignet et l'épaule restent alignés. Tirez l'autre bras au-dessus de la tête tout en tournant le regard vers le ciel. Respirez. À l'expiration finale, redressez-vous en mobilisant le périnée pour revenir à la position de départ. Relâchez tout et fermez les yeux quelques instants avant de changer de côté.

Temps de maintien de la posture
2 cycles respiratoires de chaque côté.

Bénéfices
Cette posture soulage la nervosité. Plus la respiration est maîtrisée et tranquille, plus on ressent la douceur liée à la posture.

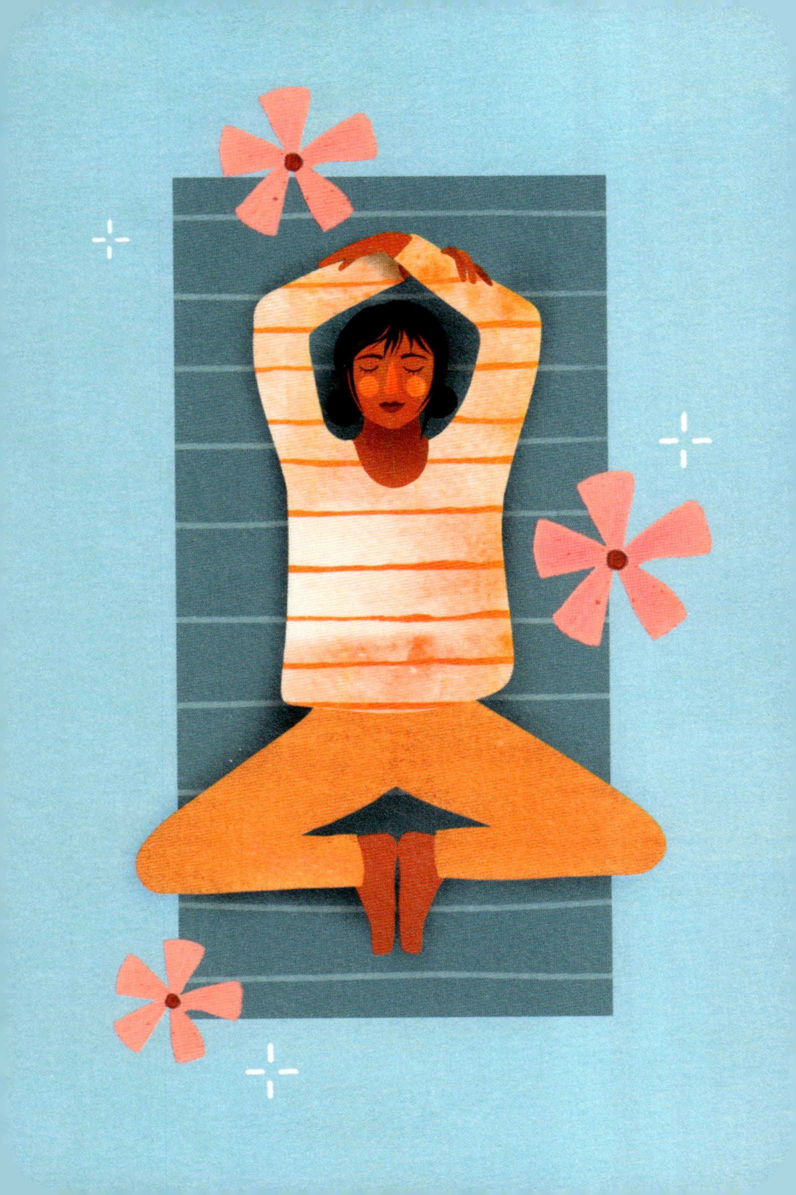

La grenouille sur le dos, coudes au-dessus de la tête

Posture passive

Allongez-vous sur le dos. Pliez les genoux et collez les voûtes plantaires l'une contre l'autre tout en restant au sol. Essayez de maintenir tout le dos au sol pendant toute la durée de l'exercice, sans le cambrer. Fermez les yeux. À l'inspiration, les bras se lèvent. À l'expiration, ils viennent se poser sur le sol au-dessus de la tête. Si possible, les mains viennent accrocher chaque coude.

Temps de maintien de la posture
3 cycles respiratoires.

Bénéfices
La grenouille symbolise la chance. Cette posture redonne du courage pour accepter tous les changements liés à la période particulière de la vie que vous traversez. Elle permet également d'ouvrir les hanches, siège de toutes les émotions refoulées.

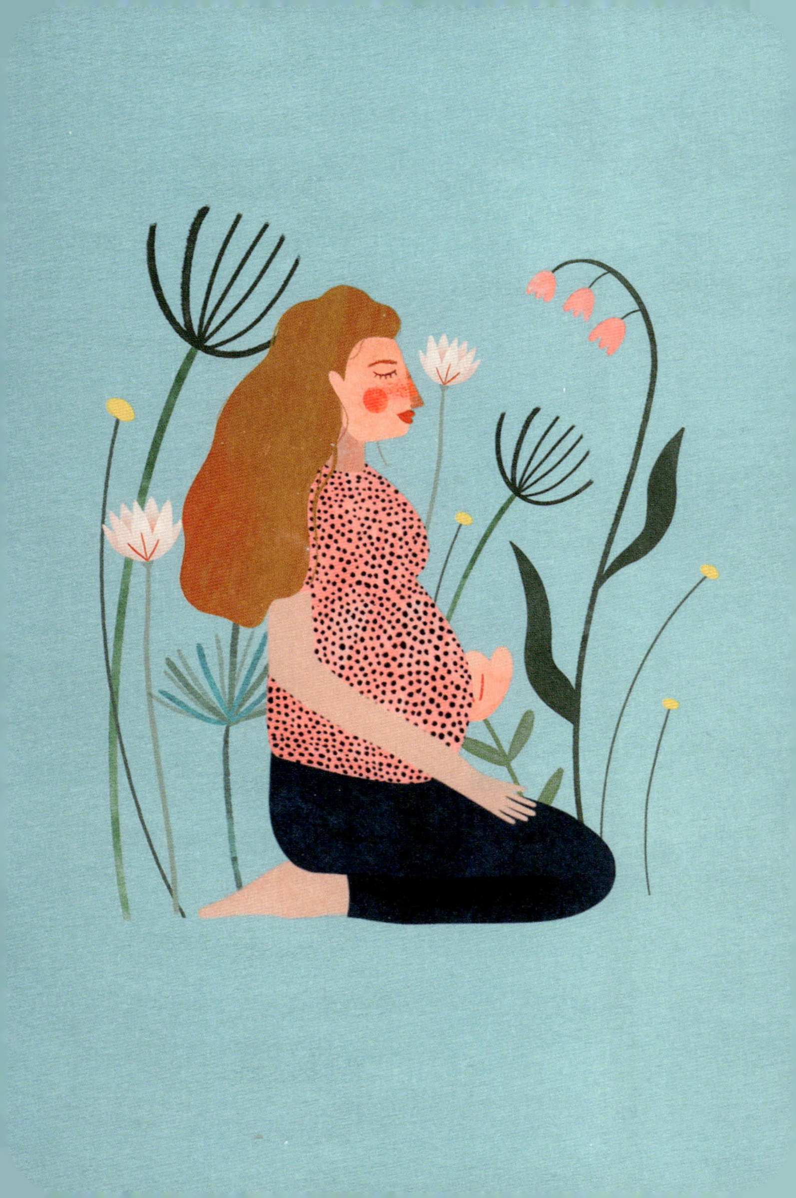

Posture passive

Asseyez-vous, les fesses posées sur les talons. Les cuisses et les genoux se rapprochent. Placez les mains sur les cuisses et fermez les yeux. Veillez à ne pas cambrer le dos.

Options
Si la posture est inconfortable, placez-vous à cheval sur un bolster ou sur plusieurs couvertures. Si vous avez tendance à cambrer le dos, vous pouvez rétroverser légèrement le bassin.

Temps de maintien de la posture
3 cycles de respirations calmes et complètes.

Bénéfices
La posture du diamant permet de soulager les contractions ligamentaires et de renforcer les muscles de la zone pelvienne.

Le diamant

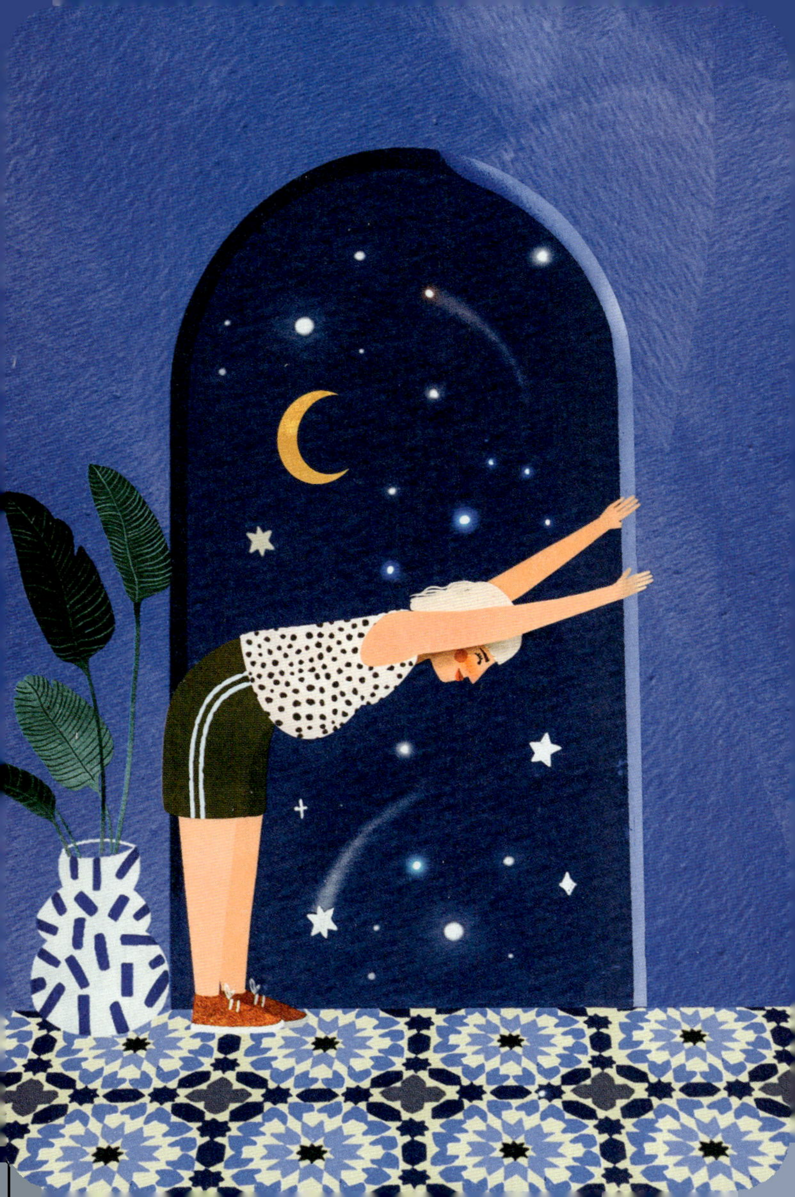

L'angle droit, avant-bras au mur

Posture passive

Debout face à un mur, écartez les pieds un peu plus que la largeur du bassin. Penchez-vous vers l'avant et placez les avant-bras sur le mur. Veillez à l'alignement du coude et de l'épaule, et du dos et du bassin. Repoussez légèrement le mur : sentez le travail de vos épaules, qui s'éloignent naturellement des oreilles pour créer davantage d'espace.

Option

pour aller plus loin dans l'étirement, vous pouvez poser les mains contre le mur et descendre légèrement le buste en direction du sol, de sorte à ouvrir toute la zone du cœur et à intensifier le travail de vos épaules.

Temps de maintien de la posture

5 cycles de respirations profondes, en fermant les yeux.

Bénéfices

Cette posture permet de gagner en force dans les épaules. Elle permet également de relâcher le ventre vers le sol, et ainsi laisser plus de place au bébé.

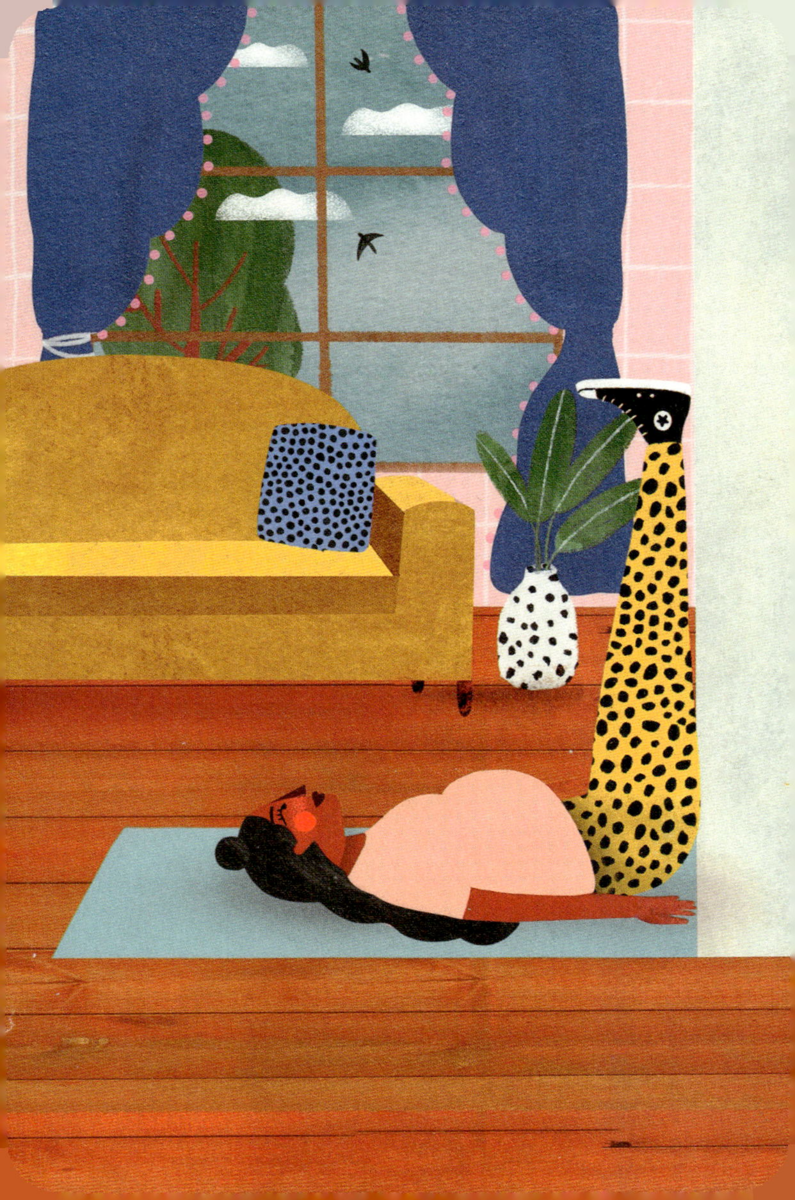

Posture passive

Viparita Karani (mur)

Placez-vous face à un mur et allongez-vous en douceur, le corps perpendiculaire à lui. En gardant le dos au sol, montez les jambes en l'air. Vous devez les caler contre le mur de façon à former un L avec votre corps. Une fois en position, fermez les yeux et placez les mains sur le ventre. Respirez tranquillement.

Option
N'hésitez pas à utiliser des couvertures ou un tapis épais pour que la position soit confortable. Vous pouvez, par exemple, les placer sous les hanches.

Temps de maintien de la posture
10 à 15 cycles minimum.

Bénéfices
Cette posture est particulièrement utile pour favoriser une bonne circulation du sang et, surtout, une belle ouverture du diaphragme.

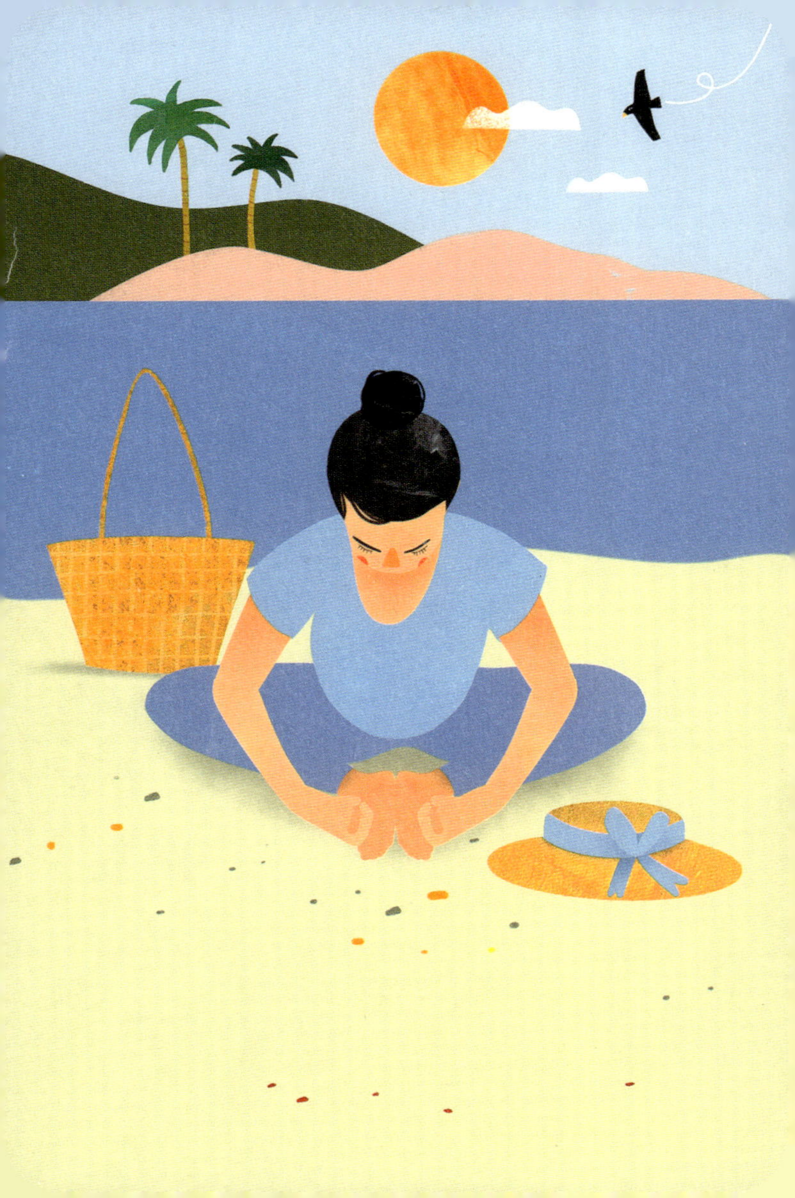

Le petit tailleur vers l'avant

Posture passive

Placez-vous en position assise, genoux pliés. Ramenez les deux voûtes plantaires l'une contre l'autre. Accrochez ensuite le gros orteil avec l'index et le majeur. À l'inspiration, allongez la colonne vertébrale : votre corps doit être le plus droit possible. À l'expiration, relâchez le dos vers l'avant en laissant retomber la tête et le menton vers le buste.

Option

Si c'est plus confortable pour vous, vous pouvez saisir les chevilles plutôt que le gros orteil.

Temps de maintien de la posture

5 cycles respiratoires complets.

Bénéfices

Cette posture soulage les douleurs du dos et assouplit les hanches.

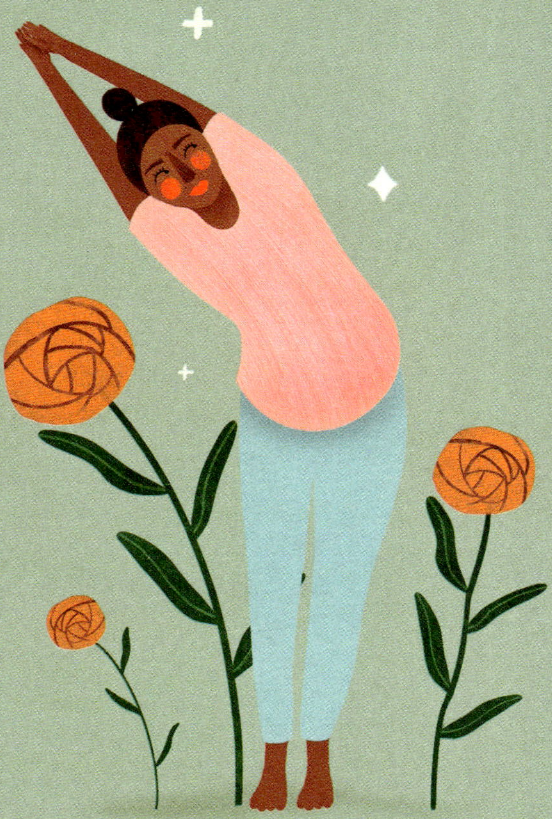

La demi-lune simple

Posture passive

Commencez la posture debout, en écartant les pieds. La distance entre les deux doit être plus large que le bassin. Mains sur le ventre, respirez calmement pendant quelques instants pour vous placer dans le moment présent. Joignez ensuite les mains en Namasté devant le cœur : les paumes sont collées l'une à l'autre, à la verticale, en position de prière. À l'inspiration, levez les bras vers le ciel, les mains toujours dans cette position. Sentez la colonne vertébrale s'étirer. À l'expiration, contractez le périnée, puis penchez-vous en diagonale sur un côté. Attention à bien laisser le buste s'allonger, quitte à descendre moins bas dans l'étirement. Pour ressentir les bénéfices de la posture, pensez à étirer le côté droit et le côté gauche.

Temps de maintien de la posture

Maintenez la posture pendant 2 cycles respiratoires complets, mais pas plus, pour ne pas vous blesser.

Bénéfices

Cette posture soulage la nervosité. Plus la respiration est maîtrisée et tranquille, plus on ressent la douceur liée à la posture.

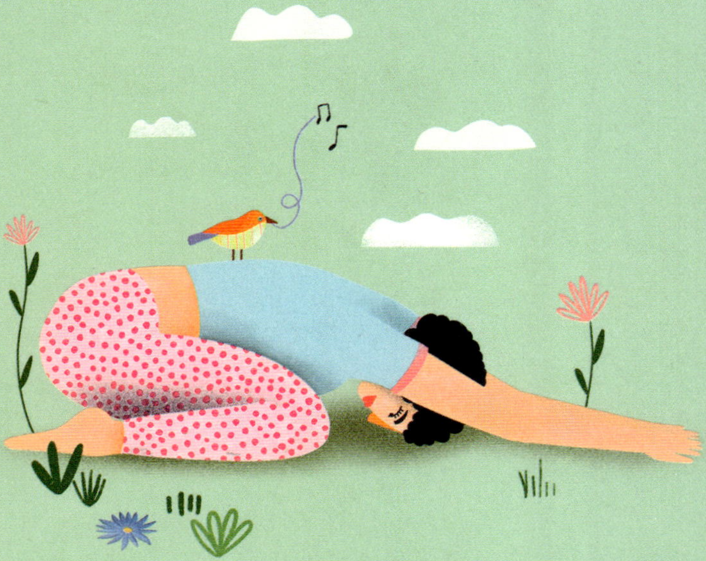

Posture passive

L'enfant

À genoux, les gros orteils se touchent et les genoux s'écartent. Venez déposer le ventre sur le sol, entre les jambes. Le front, lui aussi, se rapproche doucement du tapis et les bras s'allongent vers l'avant pour étirer la colonne vertébrale. À l'inspiration, le ventre se relâche. À l'expiration, le périnée se contracte.

Temps de maintien de la posture
N'hésitez pas à maintenir la posture de l'enfant pendant plusieurs cycles respiratoires.

Bénéfices
Il s'agit d'une posture qui libère les tensions dorsales et abdominales.

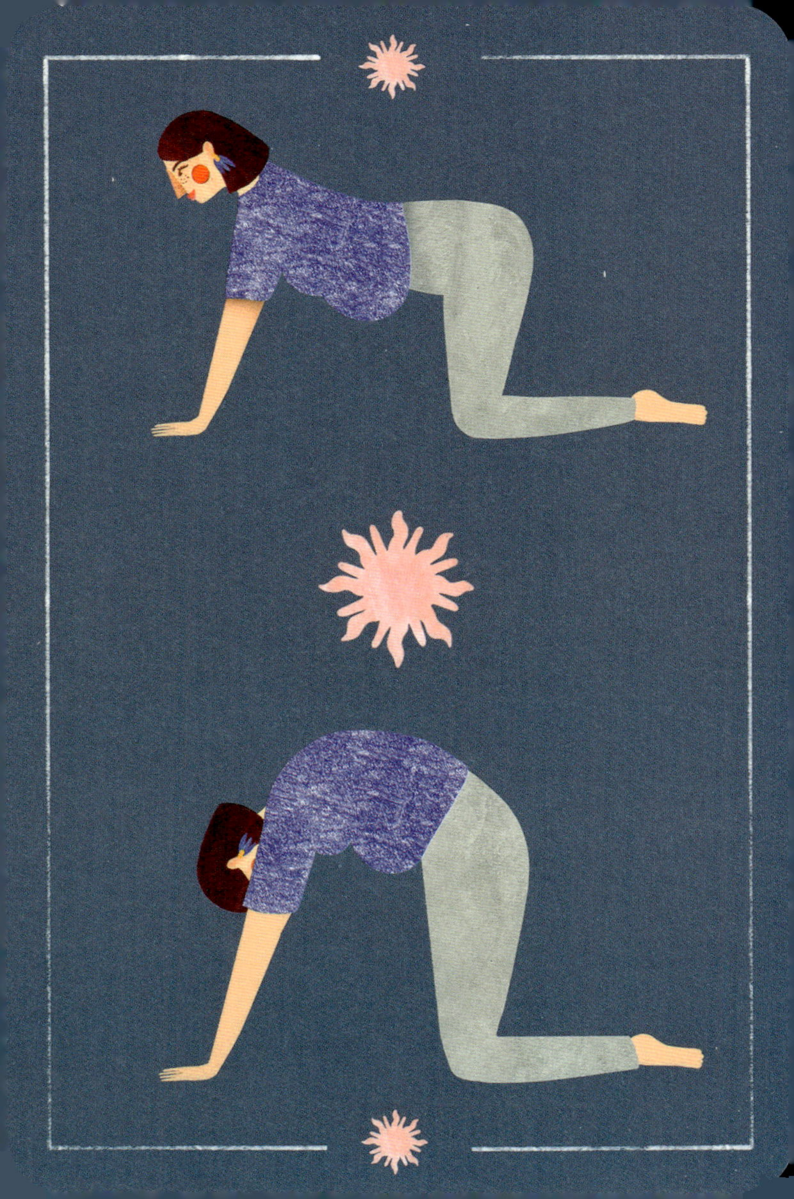

Posture passive

À quatre pattes, décalez légèrement les mains vers l'avant par rapport aux épaules. Les genoux doivent être un peu plus ouverts que la largeur des hanches. Les doigts sont écartés, bien ancrés dans le tapis. Adoptez une position neutre : le dos et la nuque sont droits, le bassin ne se creuse pas. Inspirez une première fois en position neutre, puis expirez en arrondissant le dos et en rentrant la tête vers l'intérieur. Vous devez sentir vos omoplates s'écarter l'une de l'autre. Inspirez ensuite dans cette position. À l'expiration suivante, revenez en position neutre en relâchant le ventre. Vous devez sentir la cage thoracique se rouvrir.

Temps de maintien de la posture

Répétez le mouvement 5 fois.

Bénéfices

Il s'agit ici de créer un mouvement harmonisant le souffle, le corps et le mental. Fluidité et relâchement sont les maîtres-mots de cet exercice.

Le chat